Dr. med. Richard Wagner

Onkologie – rationales Praxismanagement

ISCADOR® und mehr II

Dr. med. Richard Wagner

Onkologie – rationales Praxismanagement

MAYER

Widmung

Auch wenn wir Ärzte in der onkologischen Therapie von der Vorsorge über die Therapieentscheidungen und die Nachsorge bis hin zu der Mitsorge in einem metastasierenden Stadium unseren Patienten gegenüber allein voll verantwortlich sind, kann eine ganzheitliche onkologische Therapie doch nur in einem Team erfolgreich sein.

Wir wollen deshalb diesem Buch unseren Dank an unser Praxisteam voranstellen, das uns zum Teil seit langen Jahren hilfreich zur Seite steht und alle Leidenszustände, wie sie bei onkologischen Krankheiten auftreten, mit unseren Patienten mitträgt und uns die Arbeit erleichtert.

Insbesondere wollen wir Dank sagen: Frau Denise Ill, Frau Sybille Klein, Frau Irmgard Rönnebeck, Frau Nicoletta Sini, Frau Elke Skasa-Weiss

Dr. med. Elisabeth Wagner, Dr. med. Richard Wagner

Die Deutsche Bibliothek – CIP-Einheitsaufnahme
Wagner, Richard:
Onkologie – rationales Praxismanagement /
Richard Wagner. – Stuttgart ; Berlin : Mayer, 2002
(ISCADOR® und mehr)
ISBN 3-932386-62-0

ISBN 3-932386-62-0

Umschlag: Laurenz Theinert, Stuttgart,
unter Verwendung einer Dia-Vorlage von Arndt Büssing
Satz und Druck: Offizin Chr. Scheufele, Stuttgart

Inhalt

1. Allgemeines Vorwort zur Reihe »ISCADOR® und mehr«

Mit diesem Buch zum rationalen Praxismanagement wird im Verlag Johannes M. Mayer, Stuttgart, die neue Reihe: »ISCADOR® und mehr« fortgeführt.

Herrn Johannes Mayer sei an dieser Stelle herzlich Dank gesagt, dass er diese neue Reihe in sein Verlagsprogramm aufgenommen hat.

ISCADOR® ist der Hauptvertreter der verschiedenen Mistelpräparate. Rudolf Steiner hat um 1920 vor Ärzten ausführlich dargelegt, warum und wie die Mistel als Krebsheilmittel wirken kann. Dies zu einer Zeit, in der die Krebsmedizin nur aus der noch relativ groben Diagnostik und der nachfolgenden Operation bestand, einer Zeit, in der sich die Bestrahlungstherapie in ihren Anfängen eben erst entwickelte, einer Zeit, in der es weder eine hormonelle noch antihormonelle Therapie noch eine medikamentöse Krebstherapie gab.

Die anthroposophische Krebstherapie und die Misteltherapie gehen auf die anthroposophisch erweiterte Medizin zurück. 1920 hat Rudolf Steiner begonnen, diese Medizin vor Ärzten auszuführen, und hat darauf bestanden, dass sie nur von einem schulmedizinisch ausgebildeten und naturwissenschaftlich geschulten Arzt durchgeführt werden sollte. Das naturwissenschaftliche Fundament mit allen Kenntnissen der jeweiligen Zeit ist also die Voraussetzung dieser Medizin. Hinzu kommt aus einem erweiterten Menschheitsverständnis das Wissen um den Zusammenhang von Leib, Seele und Geist. Nur eine Therapie, die diese Trias diagnostisch und therapeutisch mit beinhaltet, wurde von ihm als Medizin der Zukunft angesehen. Die naturwissenschaftliche Medizin, die oft genug auf der Ebene des physischen Leibes stehen bleibt, hat zwar in den vergangenen Jahren und Jahrzehnten große Erfolge errungen, es ist ihr trotzdem nicht gelungen, die Haupterkrankungen unserer Zeit in einem ausreichenden Maße zu therapieren, ja im Gegenteil, heute sterben immer mehr Patienten an den Folgen der Gefäßerkrankungen, und in zehn Jahren wird das Karzinom die Haupttodesursache Nummer eins sein. Es muss deshalb gerechtfertigt sein, weitere therapeutische Verfahren zu entwickeln, um bessere Therapieergebnisse zu erzielen.

Dass seelische und geistige Aspekte zur Entstehung von Krebserkrankungen beitragen, ist heute immer offensichtlicher. Es ist auch in immer weiteren Untersuchungen dargelegt worden, dass seelische und geistige Aspekte in der Nachfolgetherapie von Krebskrankheiten einen zusätzlichen therapeutischen Aspekt haben. Es sei hier an die Erfolge zum Beispiel der Visualisierungsübungen nach C.O. Simonton, das Selbstregulationstraining nach Professor Grossarth-Maticek oder das Psychotraining nach Wagner (geplanter Band III dieser Reihe) erinnert.

Das versagende Immunsystem, das es aus vielfältigen Gründen nicht mehr schafft, bösartige Zellen, die laufend im menschlichen Organismus bestehen, zu entdecken und abzutöten, ist eine der Hauptursachen der zunehmenden Krebserkrankungen. ISCADOR® ist ein Medikament, das sowohl immunstimulierend als auch krebszellenhemmend wirkt, wie wir im Nachfolgenden ausführen werden.

Allein ISCADOR® zu spritzen, ist nach unserer Erfahrung in den meisten Krebsfällen jedoch keine ausreichende Therapie. Eine Kombination mit Operation, Bestrahlung, Chemotherapie und hormonellen oder antihormonellen Medikamenten muss so gewählt werden, dass der individuelle Patient das beste Therapieergebnis bei bestmöglicher Lebensqualität erreicht. Eine »Schema-Therapie« ist abzulehnen und wird dem einzelnen Patienten nicht gerecht.

Die schulmedizinische Therapie muss kombiniert werden mit einer qualifizierten Misteltherapie, wie wir sie im Weiteren beschreiben werden, weiterhin mit Künstlerischen Therapien, der Heileurythmie und verschiedenen anderen Medikamenten aus der Vielfalt der anthroposophischen Medizin, der Phytotherapie sowie mineralischer Heilmittel.

Hinzu muss ein Training des Patienten kommen, der lernt, die Ursache seiner Krebserkrankung nicht nur in seiner Umwelt zu sehen, sondern auch in seinem eigenen Verhalten. Es muss ihm vermittelt werden, welche Ursachen vorliegen können und wie eine mögliche Therapie oder ein Training zur Überwindung dieser Faktoren aussehen kann.

Die Kombination dieser verschiedenen Elemente würden wir als eine menschenwürdige onkologische Therapie bezeichnen. Dieser anthroposophisch erweiterten Onkologie sei diese Reihe »ISCADOR® und mehr« gewidmet.

Stuttgart, im Mai 2002

Dr. med. Richard Wagner

2. Vorwort zu: »Onkologie – rationales Praxismanagement«

Die Datenflut wird in unserer modernen Gesellschaft immer größer, die Einzelheiten, die wir uns merken oder zumindest wiederfinden sollten, werden immer vielfältiger, und es ist die Frage, wie unser Gehirn dies alles fassen soll und so aufbereiten könnte, dass es dann abrufbar wäre, wenn wir es für eine Therapie- oder Diagnoseentscheidung brauchen.

Um eine Ziffer oder einen Buchstaben zu speichern, benötigt ein Computer ein Byte. William Shakespeares gesammelte Werke entsprechen der Datenmenge von 5 Megabyte, also 5 000 000 Byte. Ein DIN-A4-großes Farbbild benötigt heute immerhin schon 40 Megabyte. Kognitionswissenschaftler haben hochgerechnet, dass ein Mensch in seiner Lebensspanne von 60 Jahren dauerhaft Informationen im Gedächtnis behalten kann, die bis zu 250 Megabyte maschinellen Speicherplatz benötigen würden.

Der Wissenskanon unserer Zeit, wie ihn zum Beispiel das Brockhaus-Lexikon in 24 Bänden umfasst, addiert sich schon auf 500 000 Megabyte. Im Internet sind auf den so genannten statischen HTML-Seiten, die nicht durch den Zugriff des Benutzers verändert werden können, schätzungsweise 84 000 000 Megabyte gespeichert. Dies entspricht rund 8 400 000 000 Webseiten. Diese Information wird sich im Netz von Jahr zu Jahr verdoppeln.

Nach einer groben Schätzung rasen jährlich 610 000 000 000 E-Mails von Rechner zu Rechner, sodass statistisch gesehen jeder Mensch auf Erden – vom Baby bis zum Greis, vom Ureinwohner in Australien bis zum Computerfreak in Deutschland – 100 Nachrichten pro Jahr versendet.

Es ist die Frage, wie wir mit einer solchen Datenflut umgehen können, und es ist eindeutig, dass ohne eine Strukturierung unserer Arbeit diese Informationen nicht verarbeitet werden können.

Es muss auch darüber nachgedacht werden, wie wir es schaffen, die Informationen aufzunehmen, die unmittelbar wichtig sind – für unsere Diagnosefindung, Therapieentscheidung und Begleitung unserer Patienten.

Schaut man abends in den virtuellen Briefkasten der eigenen Internet-Adresse, so würde ich schätzen, dass mindestens 95 Prozent der angelaufenen Informationen, die zum Beispiel von abonnierten Such-Maschinen automatisch abgelegt werden, unnötig, uninteressant, veraltet oder in mehrfacher Version dargestellt sind.

Jeder von uns muss also für sich selbst ein Fortbildungssystem finden, das ihm für seine speziellen Bedürfnisse zugeschnitten die entsprechenden Informationen liefert und somit die Datenmenge begrenzt.

Dazu gehört aber auch ein rationales Praxismanagement, das Strukturen vorgibt, wie wir unsere immer knapper werdenden Zeitressourcen besser nutzen können, nicht, um in eine immer größere Hektik zu verfallen, sondern um die vorhandene Zeit so zu strukturieren, dass wir unsere ärztlichen Aufgaben bestmöglich erfüllen können, dass aber für unsere persönlichen Bedürfnisse, für unsere Entspannung und Erholung noch genügend Zeit bleibt.

Wir schätzen heute, dass mindestens 30 bis 40 Prozent aller Ärzte unter einem »Burn-out«-Syndrom leiden und eigentlich nur noch funktionieren, ohne wahrnehmen zu können, welch schöne Seiten und Aufgaben unser ärztlicher Beruf hat. Es ist klar, dass ein solches Ausgebranntsein nicht zu einer optimalen Wahrnehmung des Patienten und somit nicht zu einer optimalen Therapiebegleitung führen kann und dass für uns persönlich daraus zwangsläufig Krankheiten resultieren müssen.

Michael Ende hat einmal gesagt: »Es gibt Kalender und Uhren, um sie zu messen, aber das will wenig besagen, denn jeder weiß, dass einem eine Stunde wie eine Ewigkeit vorkommen kann, mitunter kann sie aber auch wie ein Augenblick vergehen – je nachdem, was man in dieser Stunde erlebt. Denn Zeit ist Leben.«

Es geht also letztendlich – neben dem Anspruch, optimal für unsere Patienten sorgen zu können – auch darum, dass mit der Zeit, die wir in den Praxen verbringen, auch unsere Lebenszeit verläuft und wir uns irgendwann die Frage stellen, ob wir in dieser Zeit neben unserer Arbeit auch gelebt haben.

Von Voltaire stammt das Zitat, dass wir in der ersten Hälfte unseres Lebens uns die Gesundheit ruinieren, um Geld zu verdienen – in der zweiten Hälfte geben wir dann Geld aus, um unsere Gesundheit zu erhalten. Und Kant merkt an, dass es doch schade ist, dass man sterben muss, wenn man gerade begriffen hat, wie man leben möchte.

So sollten wir uns bemühen, weder nach der Voltaireschen noch nach der Kantschen Maxime zu leben, sondern zu versuchen, durch ein rationales Praxismanagement den Patienten möglichst viel Zeit zukommen zu lassen und nicht zu viel Zeit durch Verwaltung und ähnliche Aufgaben zu verbrauchen und damit unseren Tagesablauf so zu strukturieren, dass für uns selbst und für unsere Familie genügend Zeit bleibt.

In dem vorliegenden Buch versuchen wir, zunächst eine aktuelle Analyse der Situation unserer kassenärztlichen Praxen zu geben und einen möglichen Ausblick, was hier auf uns zukommen wird.

Viele Kollegen, die auch regelmäßig Regressdrohungen von ihren Kassenärztlichen Vereinigungen erhalten, fragen sich, ob es überhaupt noch sinnvoll ist, onkologische Patienten in ihre Praxis aufzunehmen. Es gilt ja der Krebspatient nicht nur als »schwieriger«, sondern auch als ein sehr teurer Patient, der alle unsere Budgets belastet.

Wir wollen darstellen, wie man die Budgets sowohl für Laboruntersuchungen als auch für unsere ärztlichen Leistungen und für die notwendigen Medikamente einhalten beziehungsweise so strukturieren kann, dass eine Prüfung der Kassenärztlichen Vereinigung beziehungsweise der Krankenkassen nicht zu Regressen führt.

Viele Kollegen fragen sich auch, ob eine Misteltherapie mit ISCADOR® nicht zu kompliziert ist, und da sowieso neben der Praxis keine Zeit ist für die eigene Weiterbildung, werden Mistelpräparate gewählt, die einfach anzuwenden sind, weil man bezüglich möglicher Laboruntersuchungen, des Injektionsrhythmus oder der abgestuften Therapiedauer keinerlei Informationen benötigt. Wir haben in verschiedenen anderen Büchern (siehe Literaturverzeichnis) dargelegt, dass diese Misteltherapie »light« jedoch nicht zum gewünschten Erfolg führen kann, da eine Misteltherapie immer eine individuelle Therapie für den einzelnen Patienten sein muss und wir und unsere Patienten mit ihren vielfältigen Erkrankungen und den damit verbundenen vielfältigen Therapien immer Einzelfälle sind und nicht nach einem Globalschema behandelt werden können.

Im Weiteren wollen wir einige Beispiele zum Kommunikationstraining mit unseren Patienten darstellen. Sie sind ja nicht das »notwendige Übel« für unsere Praxen, sondern es ist unsere ureigene ärztliche Aufgabe, diese Patienten mit ihren Ängsten, Sorgen und Nöten anzunehmen, ihnen zu helfen und sie in ihrer schweren Krankheit zu begleiten.

Es wird darauf zu achten sein, was unsere eigene Stimme und unsere Körpersprache ausdrücken; wir wirken ständig mit unserer Stimme und mit dem, was unser Körper ausdrückt, auf die Patienten. Wir werden lernen müssen, dass wir durch die Körpersprache oft etwas völlig anderes vermitteln, als wir eigentlich den Patienten mitteilen wollen.

Ganz wichtig wird immer mehr der »ärztliche Blick« sein,

da er bei entsprechender Übung in kurzer Zeit Hinweise darauf gibt, wie die aktuelle Gesundheitssituation unseres Patienten ist, wie seine Stimmung und seelische Verfassung sind und wie die körperlichen Kräfte im Verlaufe zum Beispiel einer Chemotherapie bedroht sind.

Wir wollen auch über eine sinnvolle Regressprophylaxe berichten und Strategien gegen unser eigenes Burn-out-Syndrom darlegen, um mitzuhelfen, die Arbeit mit schwer kranken Patienten auch innerlich bewältigen zu können.

Um die tägliche Datenflut meistern zu können, ist ein optimales Lesen notwendig, das heißt ein Training unserer Lesegewohnheiten, das darauf abzielt, zum Beispiel aus wissenschaftlichen Arbeiten innerhalb kurzer Zeit herauszufiltern, ob sie für unseren Wissensstand und unsere Fragen relevant oder irrelevant sind.

Die Begrenzung der uns von der Politik und den Krankenkassen zur Verfügung gestellten Zeit in unserer Sprechstunde zwingt uns, einen Weg zu versuchen, wie wir eine suffiziente onkologische Sprechstunde durchführen können, die das Wesentliche zur Befunderhebung, zur Risikoanalyse, zur Therapieentscheidung und -begleitung und zur Wahrnehmung des seelischen Umfeldes des Patienten leistet und dennoch unsere Sprechstunde nicht blockiert.

Wir werden dies insbesondere dann am Mammakarzinom und am Prostatakarzinom, den häufigsten Tumorarten bei Frauen und Männern, darstellen.

Wichtige Hilfestellungen kann der entsprechend geschulte Arzt heute aus dem Internet erfahren, wenn er auf der Suche nach bestimmten Informationen ist; auch bestimmte Zusatzuntersuchungen (IGEL-Leistungen) als sinnvolle Ergänzungen einer onkologisch orientierten Praxis werden beschrieben.

So hoffen wir insgesamt, dass unsere Erfahrungen aus über achtzehn Jahren Praxis mit über 700 Krebspatienten, die jedes

Quartal in unserer Praxis betreut werden, auch anderen Kollegen helfen, trotz der Schwere onkologischer Erkrankungen und den kassenärztlichen Widrigkeiten, mit denen wir kämpfen und die noch auf uns zukommen werden, sinnvoll ärztlich tätig sein zu können und unsere Lebenszeit – das Wertvollste, das wir eigentlich haben – in einem erfüllten ärztlichen Leben verbringen zu können.

3. Zur aktuellen Situation der onkologischen Therapie in der Kassenpraxis

Es ist eine grundsätzliche Überlegung, als Kassenarzt oder als Privatarzt tätig zu sein. Viele von uns beginnen mit einer kassenärztlichen Tätigkeit, da sie bislang ein gesichertes Auskommen versprach und nach wie vor mindestens 85 Prozent unserer Bevölkerung in gesetzlichen Krankenkassen versichert sind. Diese Entscheidung hat auch etwas damit zu tun, dass wir in jungen Jahren nach der Ausbildung an den Universitäten und den verschiedenen Kliniken nicht über das notwendige Selbstbewusstsein verfügen, uns in einer Privatpraxis »zu verkaufen«. Natürlich ist es auch real so, dass erst durch lange Praxisjahre Ansehen und Wissen erworben werden, die einen Arzt für Privatpatienten attraktiv machen. Ob dies so richtig ist, sei dahingestellt, es ist in jedem Falle Realität.

Und jeder von uns muss einräumen, dass er sich nach einiger Zeit in einer kassenärztlichen Praxis mit immer mehr sich verschärfenden äußeren Bedingungen schon einmal bei dem Gedanken ertappt hat, die kassenärztliche in eine Privatpraxis umzuwandeln.

Diese Entscheidung muss natürlich individuell getroffen werden, es bleibt jedoch zu bedenken, dass gerade eine onkologische Therapie und Diagnostik sehr teuer und aufwändig ist und viele Kassenpatienten nicht in der Lage wären, eine solche Therapie privat zu bezahlen. Es ist sehr viel leichter möglich, eine reine Beratungspraxis ohne diagnostische und aufwändige therapeutische Verfahren als Privatpraxis zu führen. Das Beratungshonorar ist von den meisten Patienten auch privat zahlbar, was wir der Tatsache entnehmen können, dass viele Patienten zusätzlich beim Heilpraktiker in Behandlung sind und viel Geld in Apotheken, Reformhäusern und Internet-Shops lassen für zum Teil obskure Zusatztherapien wie Mineralstoffe, Immunstimulantien und Vitamine. Merkwürdigerweise werden diese oft horrenden Zusatzkosten problemlos und ohne Murren getragen, während Patienten in einer Kassenpraxis sich schon über geringe Zuzahlungen aufregen können.

Hier hat die Politik und haben auch die Krankenkassen in den letzten Jahrzehnten viel Schaden damit angerichtet, dass unsere Patienten vom Hämorrhoidenzäpfchen über Wundpflaster bis zum teuersten Medikament alles auf Kassenrezept rezeptiert bekommen haben und ein Volksbewusstsein, dass die Gesundheit das höchste Gut überhaupt ist und vielleicht auch mit Eigenleistung bezahlt werden muss, überhaupt nicht vorhanden ist und auch unter diesen Bedingungen nicht entstehen konnte.

In anderen Ländern, wie Frankreich, der Schweiz oder auch Italien, ist dies selbstverständlich; es muss nicht so weit gehen wie in den Vereinigten Staaten, wo die Klassenmedizin wahrscheinlich am stärksten ausgeprägt ist.

Wir selbst halten nach wie vor an der Kassenpraxis fest, da uns viele lieb gewordene Patienten, die wir über lange Jahre betreuen, nicht mehr aufsuchen könnten, wenn wir sie auf eine Privatpraxis umstellen würden. Es gilt daher, die vorhandenen Ressourcen so zu nutzen, dass eine sinnvolle Praxistätigkeit für den Patienten und für den Arzt entstehen kann.

Das Zeitbudget, das uns nach verschiedenen Gebührenreformen in unseren Praxen noch übrig bleibt, beträgt – nach den Kriterien eines vernünftigen ärztlichen Honorars bemessen – noch ungefähr neun Minuten Sprechzeit pro Quartal!

Es ist von vornherein klar, dass dies nur dafür ausreichen kann, eine normale onkologische Nachsorge durchzuführen, jedoch nicht mit beinhalten kann, lange Gespräche mit den Patienten bei Therapieentscheidungen zu führen.

Wenn man nun dieses Buch zum Praxismanagement liest, muss man kein schlechtes Gewissen haben, dass man jetzt eine »Drei-Minuten-Medizin« lernen soll, sondern es geht vielmehr darum, sein Zeitbudget so einzuteilen, dass in kurzer Zeit das Wesentliche einer onkologischen Nachsorge ohne Hektik geleistet werden kann, sodass der Patient den Eindruck bekommt, dass man alle Zeit der Welt für ihn hat. So kann man effektiv im Laufe eines Tages so viel Zeit einsparen, dass dann auch einzelne Patienten, die ein längeres Gespräch zur Diagnose oder Therapiefindung benötigen, zu ihrem Recht kommen.

Die Medikamentenbudgets, die zum Zeitpunkt der Drucklegung dieses Buches in unserer Kassenärztlichen Vereinigung bei Versicherten und Familienmitgliedern bei ungefähr 40 Euro und bei Rentnern bei 60 Euro pro Quartal liegen, sind natürlich angesichts der immensen Kosten einer Krebstherapie verschwindend klein. Eine Budgetstrategie, wie wir sie weiter ausführen werden, kann jedoch dafür sorgen, dass wir dies ohne Regresse überleben können.

Die eigene Belastung in einer solchen onkologisch strukturierten Praxis ist relativ hoch, da wir immer mit der Diagnose Krebs, dem Leiden der Patienten, dem Schmerz, dem Tod und der Frage nach dem Sinn des Lebens konfrontiert werden.

Wir müssen uns an diesem Punkt gelegentlich zurückerinnern, warum wir eigentlich Medizin studiert haben und ob wir im Laufe unserer Ausbildung zum Arzt – oder zum Mediziner geworden sind. Dies ist eine grundsätzliche Entscheidung, die ohne moralische Wertung getroffen werden muss. Mediziner sind in meinen Augen Kollegen, die der ärztlichen Versorgung der Patienten dienen und kurzfristig Abhilfe vielfältiger Beschwerden schaffen. Ein Arzt macht das Gleiche, er betrachtet den Patienten jedoch nicht nur nach seinem physischen Leib und den damit verbundenen Beschwerden, sondern er berücksichtigt auch die seelische und geistige Verfassung und versucht, durch eine ganzheitliche Therapie den Menschen in seiner Vielgestaltigkeit wahrzunehmen und einer entsprechenden ganzheitlichen Therapie zuzuführen.

Meine eigene ärztliche Motivation, so viele onkologische Patienten zu versorgen, wird immer wieder dann gestärkt, wenn ich zum Beispiel mit einem meiner hausärztlichen Patienten ein längeres Gespräch über die Ernährung bei einem vorliegenden manifesten Diabetes geführt habe und ihn auf dem Weg nach Hause dann in einem unserer Praxis naheliegenden Eiscafé wiederfinde, vor einem großen Erdbeereisbecher sitzend, der von einer Sahnehaube gekrönt ist. Dann frage ich mich, ob ich mich nicht nur noch onkologischen Patienten zuwenden solle, die wirklich einen Arzt benötigen, da sie manifest erkrankt sind und diese onkologische Erkrankung auch den Arzt mit allen Facetten seines Berufes fordert.

Im Augenblick erleben wir in unseren Medien die Demontierung des gesamten Arztberufes. Es vergeht keine Woche, in der wir nicht etwas über die Korruption der Ärzteschaft, unsere Geldgier oder unseren schlechten Wissensstand lesen, so, als ob fast alle Ärzte zwangsläufig während ihrer Berufszeit straffällig würden.

Die Konsequenzen der Demontage des ärztlichen Berufsbildes sind bereits zu sehen, wir reden jetzt nicht mehr von einer Ärzteschwemme, sondern demnächst von einem Ärztemangel. Heute schon können in verschiedenen ländlichen Gegenden Hausarztpraxen nicht mehr besetzt werden, es beginnen aber auch bereits Spezialisten, zum Beispiel für die Radio-Onkologie, in der Klinik zu fehlen.

Trotz allem: Lassen wir uns die Freude an unserem Beruf nicht nehmen! Wir haben diesen Beruf gewählt, um Ärzte zu werden, um Patienten zu helfen, und es ist ein reicher, vielfältiger und schöner Beruf. Rechnen Sie nicht darauf, dass Sie dafür entsprechend bezahlt werden, und rechnen Sie nicht mit dem Dank der Patienten. Dies sollte man sich primär klarmachen, es erspart viele Enttäuschungen.

Wenn ich meine eigene Praxis anschaue und mich an Gespräche mit einem sterbenden Patienten erinnere, der mich um aktive Sterbehilfe gebeten hat, die ich ihm nach meiner ärztlichen moralischen Einstellung weder gewähren wollte noch gewähren konnte, so sind solche Gespräche unbezahlbar. Dieser Patient hatte sich von seiner Ehefrau verabschiedet, eine Pistole in den Mund gesteckt und abgedrückt, um Selbstmord zu begehen, er war aber danach immer noch am Leben, weil seine Pistole eine Ladehemmung hatte und auch nicht zum Funktionieren gebracht werden konnte. Dem Patienten die Einsicht zu vermitteln, den Mut, den er gezeigt hat, seinem Leben ein Ende zu setzen, umzuwandeln in Lebensmut, seine Krankheit weiter zu ertragen und mit ärztlicher Hilfe seinem Tod entgegenzusehen, diese Zeit und diese Kraft ist als ärztliche Leistung nicht zu bezahlen. Es ist aber etwas, das zu unserem ureigenen ärztlichen Tun gehört, uns eine tiefe Befriedigung verschafft und uns auch helfen kann, einen Sinn für unser eigenes tägliches Tun erkennen zu können.

Und ein Weiteres sollte man sich klarmachen: dass die Hoffnung auf einen Dank der Patienten oft enttäuscht wird, gerade von den Patienten, um die wir uns besonders bemüht haben. Wir haben es oft erlebt, dass Kranke, mit denen wir viele Gespräche geführt haben, denen wir in allen Lebenslagen beigestanden haben und die trotz aller ärztlichen Bemühungen irgendwann sterben mussten, einfach »weggeblieben« sind und zum Beispiel in einem Krankenhaus verstorben sind, ohne dass uns die Angehörigen davon benachrichtigt hätten. Man muss dann denken lernen, dass man all diese Bemühungen und Mühen für den Patienten auf sich genommen hat, der sich jetzt in anderen Sphären bewegt und uns in manchen Situationen vielleicht von dort aus zur Seite stehen kann.

Dies mag nun für Kollegen, die nicht mit der anthroposophisch erweiterten Medizin vertraut sind, merkwürdig klingen. Denkt man jedoch in seinem eigenen Weltbild darüber nach, dass das Leben nicht mit dem Tod endet, sondern dass es danach in einem anderen Zustand weitergeht, und lässt man auch einmal den Gedanken zu, dass wiederholte Erdenleben real sind, dann kann man von vielen älteren Kollegen erfahren, wie verstorbene Patienten, die man über lange Zeit betreut hat und mit denen man sehr vertraut war, tatsächlich eine Hilfsgemeinschaft für einen selbst in der Praxis bilden können. So kann man in schweren Zeiten förmlich fast physisch spüren, dass uns von dieser »anderen Seite« etwas zukommt, das es uns ermöglicht, Schweres gemeinsam mit unseren Patienten zu ertragen und Hilfen zu finden, die wir aus uns allein heraus ihnen nicht hätten geben können.

So lassen Sie uns auch in Zukunft Verirrungen und Verwirrungen der Politik ertragen wie beispielsweise die Desease-Management-Programme, die wohl in den nächsten Jahren auf uns zukommen werden.

Geplant sind solche Programme für Adipositas, Brustkrebs, chronische Rückenschmerzen, Darmkrebs, Diabetes mellitus Typ I und II, chronisch obstruktive Atemwegserkrankungen, Herzinsuffizienz, Hypertonie, koronare Herzerkrankungen, Lungenkrebs und malignes Melanom. Es bleibt zu fragen, warum der häufigste Tumor des Mannes, das Prostatakarzinom, hier nicht enthalten ist.

Das Bundesgesundheitsministerium hat diese Krankheiten benannt, für die ab Mitte des Jahres 2002 Desease-Management-Programme durch die Kassen angeboten werden können.

Damit sollen strukturierte Leistungen durchgeführt werden; bislang muss der Patient sich noch freiwillig für ein solches Programm melden. Auch der betreuende Arzt kann freiwillig solchen Programmen beitreten, muss dafür aber erst noch eine spezielle Schulung durchführen.

Wir haben den Eindruck, dass durch solche strukturierten Programme die Verwaltungsarbeit immer mehr aufgebläht wird. Es werden dafür eine Vielzahl neuer Stellen bei den Krankenkassen und bei der Bundesversicherungsanstalt für Angestellte geschaffen werden müssen. Unsere Schreibtische werden immer mehr überquellen von unzähligen Formularen, die wir dann wiederum an verschiedene Institutionen übersenden müssen, damit diese Programme auch eingehalten und kontrolliert werden können. Damit werden wir die Individualität unserer Patienten, die Individualität unserer Leistungen und die Individualität unserer Praxen verlieren.

Politischer Sinn dieser Programme ist, die Patienten bei bestimmten Leiden nach festgelegten Richtlinien zu therapieren, damit in allen Landesteilen von allen Ärzten immer gleich behandelt und so gewisse Standards eingehalten werden.

Aus langjähriger Praxiserfahrung kann man dazu nur lakonisch feststellen, dass durch mehr Verwaltung nicht mehr Gesundheit geschaffen werden kann und dass die Hoffnung, durch strukturierte Leitlinien dieses Ziel zu erreichen, sich bislang noch nirgendwo als therapeutischer Nutzen gezeigt hat. Unsere Patienten mit ihren Erkrankungen sind in ihrem Verhalten und in ihren Therapiemöglichkeiten so verschieden, dass eine Leitlinie nur zu einem ganz geringen Prozentsatz helfen kann. Ich bin im Übrigen sehr gespannt darauf, wie die vielfältigen therapeutischen und diagnostischen Meinungen unserer ärztlichen Standesvertreter, der Krankenkassen und der onkologischen Sachverständigen sich in Richtlinien niederschlagen werden, die wirklich dann allgemein verbindlich sein sollen.

4. Budget-Management

Die ärztlichen Budgets, die ständig verschärft werden, müssen für die Diagnostik und Therapie bei unseren onkologischen Patienten so eingerichtet und beachtet werden, dass eine Überprüfung durch Krankenkassen oder Kassenärztliche Vereinigungen nicht zu einem Regress und damit zur Bedrohung unserer ärztlichen Tätigkeit führen können. Die Regressforderungen, die meistens zunächst einmal für zwei Jahre zurückgestellt werden, sind bei onkologischen Therapien relativ hoch; da wir in den vergangenen zwei Jahren jedoch in gleicher Weise weitergearbeitet haben, würden solche **Regresse sofort zur Finanzkrise** in unserer Praxis führen und letztlich unsere ärztliche Tätigkeit beenden. Deshalb ist dieses Kapitel sehr wichtig, und es kann nur jedem Kollegen empfohlen werden, die Kriterien streng einzuhalten.

A Laboruntersuchungen

Im Bereich der Laboruntersuchungen hat sich ein dramatischer Wandel ergeben. Früher wurde den Ärzten vorgeworfen, am Blut der Patienten viel Geld zu verdienen. Heute jedoch sind Blutuntersuchungen für eine ärztliche Praxis eine starke Budget-Belastung, und es spielen sich jetzt manchmal merkwürdige Dramen unter den Kollegen ab, die unseres Standes eigentlich unwürdig sind.

Überweise ich zum Beispiel einen Patienten wegen eines therapieresistenten Ekzems an eine Hautarztpraxis, so wären früher dort selbstverständlich die dafür notwendigen Blutuntersuchungen vorgenommen worden, zum Beispiel der

Ausschluss eines Diabetes. Heute wird der Patient jedoch in die Hausarztpraxis zurückgeschickt mit einem Zettel, welche Laboruntersuchungen gemacht werden sollen. Ich habe häufig erlebt, dass Kollegen dann wutentbrannt den Patienten an den Facharzt zurückgeschickt und diesem mitgeteilt haben, er möge, sollte sein ärztliches Wissen nicht ausreichen, ohne Laboruntersuchungen die Diagnose zu stellen, diese für seine eigene Diagnose notwendigen Untersuchungen dann doch gefälligst auch selbst durchführen. Vergessen wir nicht, welches Bild der Ärzteschaft dies für unsere Patienten verursacht, und versuchen wir doch, kollegial miteinander umzugehen. Die Politik und auch die Krankenkassen haben es mit uns Ärzten leicht, weil wir eben nicht kollegial miteinander umgehen, sondern in kleine Fraktionen und Grüppchen aufgesplittert sind, die man problemlos beherrschen und drangsalieren kann! Jeder von uns hat die Aufgabe, dieser weiteren Zersplitterung der Ärzteschaft an seinem Arbeitsplatz und in seinem kollegialen Zusammenhang mit den Kollegen entgegenzuwirken!

Zunächst einmal muss bei einer onkologischen Betreuung das Ziel für Laboruntersuchungen beschrieben werden. Es geht um die Frage, ob wir eine **Vorsorgeuntersuchung** durchführen, ob wir eine **Therapiekontrolle** zum Beispiel einer Chemotherapie oder einer Misteltherapie benötigen oder ob es um eine **Verlaufsbeobachtung** bei einem Patienten geht, dem wir medizinisch-therapeutisch nicht mehr helfen können.

Es muss also genau festgelegt werden, welche möglichen Therapiefolgen durch eine Laboruntersuchung ausgelöst werden können. So ist es zum Beispiel sinnlos, bei einem Patienten in einem weit fortgeschrittenen Tumorstadium mit einer Polymetastasierung nach wie vor einen Immunstatus zu erheben oder auch immer neue Tumormarker zu bestimmen, da sie therapeutisch keine Relevanz mehr haben. Es ist dann vielmehr so, dass der Patient immer neue negative Ergebnisse mitgeteilt bekommt, die ihn weiter belasten und Ängste auslösen. In einem solchen Stadium würde es vielmehr darum gehen, ihn nach Leib, Seele und Geist zu erfassen und zu versuchen, diese drei Systeme bestmöglich zu therapieren, um die Lebensqualität für die Zeit, die ihm noch verbleibt, positiv zu beeinflussen.

Natürlich ist klar, dass eine onkologische Therapie, die mit kurativem Ansatz durchgeführt wird, auch einer entsprechenden Laborkontrolle bedarf.

Es wird kontrovers diskutiert, welchen Stellenwert die **Tumormarker** hierbei haben. Viele Kollegen sind der Meinung, dass es sich hier doch um unsichere Parameter handelt, und verzichten ganz auf die Bestimmung von Tumormarkern. In verschiedenen Büchern (siehe Literaturverzeichnis) haben wir dargelegt, dass wir dieses Vorgehen für eine ärztliche Unwahrheit halten.

Leider wird in zahlreichen Praxen, aber auch in sehr vielen Kliniken versäumt, *vor* einer chirurgischen onkologischen Therapie die Tumormarker für das entsprechende fragliche Tumorgebiet zu bestimmen, um bei der histologischen Verifizierung eines Tumors dann zu wissen, ob diese Tumorzellen diesen Stoff, den wir Tumormarker nennen, produziert haben.

Wir gehen beim Mammakarzinom zum Beispiel davon aus, dass nur 50 Prozent der Mammakarzinomzellen den Tumormarker CA-153 produzieren, allenfalls 30 Prozent den Tumormarker CEA. Beim Prostatakarzinom können wir allerdings von einer Trefferquote des Tumormarkers von über 80 Prozent ausgehen, wenn wir bestimmte Kriterien beachten (siehe Literaturverzeichnis, »Prostatakrebs und ISCADOR®«).

Tumormarker sind also deshalb unsichere Parameter, weil häufig versäumt wurde, zu verifizieren, ob der Patient auf Tumormarker überhaupt anspricht. Wir legen deshalb unbedingt Wert darauf, dass diese Untersuchungen vorgenommen werden, und würden dann regelmäßig Tumormarker in der Nachsorge von Tumorpatienten durchführen, wenn diese vor der Operation positiv waren. Im Sinne einer Kostenkontrolle könnten die Kliniken zum Beispiel prophylaktisch Blut für den Tumormarker abnehmen und einfrieren, bis das histologische Ergebnis vorliegt, und bei einem positiven Ergebnis dann die Bestimmung vornehmen. Aber auch diese Option wird bei mindestens der Hälfte unserer Patienten nicht durchgeführt.

Wichtig ist es, ein entsprechendes Labor zu wählen, das die Untersuchungen preisgünstig macht, aber auch kompetent ist. Machen Sie doch einmal die Probe aufs Exempel und schicken Sie in Ihr Praxislabor zum Beispiel eine Cholesterinanforderung von einem Patienten unter zwei verschiedenen Namen ein, wobei Sie natürlich einen fingierten Namen als Praxiskosten selbst tragen müssen; bei dem Preis für eine Cholesterinuntersuchung von 15 Cent ist dies jedoch wohl tragbar. Überraschenderweise stellen dann Kollegen fest, dass ihr Labor doch nicht so konstant arbeitet, wie dies wünschenswert ist, wenn zum Beispiel die Cholesterinwerte dieser fiktiven zwei Patienten, die ja ein Patient sind, weit auseinanderliegen.

Man kann dieses Exempel natürlich auch einmal für onkologische Werte, zum Beispiel für den CEA, durchführen, nur sind die Kosten dann etwas höher. Es ist jedoch wichtig, die Qualität des gewählten Labors kritisch zu hinterfragen, da falsche Laborwerte sowohl bei zu guten als auch bei zu schlechten Werten zu einer Verunsicherung des Patienten und des Arztes führen. Fälschlicherweise vorhergesagte Verbesserungen zum Beispiel des Tumormarkers führen zu einem Aufatmen des Patienten und zu einer Fortführung einer vielleicht unnötigen Therapie, fälschlicherweise erhöhte Tumormarker wiederum führen zu einer kaum erträglichen seelischen Belastung des Patienten, zu einer Verunsicherung des Arztes und zur Durchführung völlig unnötiger weiterer Untersuchungen, die unser Gesundheitswesen, aber auch unsere Patienten massiv belasten.

Das Budget für Laboruntersuchungen beträgt für Tumormarker und ähnliche Untersuchungen im Durchschnitt 1,90 Euro pro Patient und Quartal, wobei die Tumormarker als solche im Durchschnitt 15 Euro kosten. Wir brauchen also »Verdünnerscheine«, um hier die Budgets einhalten zu können. Wir werden später darauf eingehen. Das Budget für das Praxislabor ist mit 2,50 Euro relativ niedrig, ein Laborprofil, das die wichtigsten onkologischen Nachsorgewerte enthält, ist jedoch in großen Laborgemeinschaften schon für 1,50 Euro zu haben. Dieses Profil würde ein Blutbild, zwei Leberwerte, die alkalische Phosphatase, die LDH und den Kalziumspiegel umfassen. Dies ist in der Regel ausreichend.

Bezüglich der notwendigen **Immununtersuchungen** verweisen wir auf Kapitel 5 (Rationale Misteltherapie mit ISCADOR®). Dort wird genau beschrieben, welche Untersuchungen sinnvoll sind.

Die Kosten für den dort näher beschriebenen **Interleukin-II-Rezeptor** betragen in einem großen Labor 15 Euro, die Kosten für den so genannten **Eosinophilen-Funktionstest (EFT)** müssen privat getragen werden.

Festzulegen ist, wie oft Laboruntersuchungen durchgeführt werden sollen. Unter einer onkologischen Therapie (z. B. Chemotherapie, Bestrahlung) kann dies sechs- bis achtwöchentlich sinnvoll sein, in der Regel gehen wir von einer dreimonatlichen Zeit aus für die ersten zwei Jahre nach Auftreten der Krebserkrankung, nach zwei Jahren würden wir bei den meisten Krebserkrankungen auf einen halbjährigen Rhythmus übergehen, den wir bis zum fünften postoperativen Jahr beibehalten würden. Dies natürlich immer nur dann, wenn die Laborwerte einschließlich der Immununtersuchungen einen guten Wert gezeigt haben. Nach fünf Jahren endet die normale onkologische Nachsorge, obwohl zum Beispiel für das Mammakarzinom bekannt ist, dass die Metastasierungen nach vier, sieben und elf Jahren (Merkbrücke »Kölnisch Wasser 4711«) auftreten können. Die Metastasierung im siebten und elften Jahr würde dann der onkologischen Nachsorge völlig entgehen.

Wir sind deshalb dazu übergegangen, dem Patienten nach Abschluss einer fünfjährigen Nachbeobachtungszeit zu empfehlen, zum Beispiel Immununtersuchungen in einem halbjährlichen Turnus auch dann weiter durchführen zu lassen, wenn die Misteltherapie beendet worden ist und auch sonst keine weitere onkologische Therapie fortgeführt wird. Es geht darum, nicht mehr Nachsorge zu treiben, sondern im Sinne einer Vorsorge sicher sein zu können, dass es dem Gesamtorganismus unseres Patienten nicht noch einmal passiert, dass Krebszellen sich ohne immunologische Eigenkontrolle des Körpers entwickeln und ausbreiten können. Je nach Risikostatus des Patienten müssen diese Laboruntersuchungen dann jedoch von ihm privat getragen werden.

In der Regel übernehmen sowohl die privaten als auch die gesetzlichen Krankenkassen die Nachsorge für die genannten fünf Jahre. Überschreitet man diesen Zeitraum, braucht man bei eventuellen Kontrollen jedoch gute Argumente, um darzulegen, warum es sinnvoll und notwendig war, bei diesem individuellen Patienten weiterhin Untersuchungen durchzuführen. Kritiklose Tumormarkeruntersuchungen über fünf Jahre hinaus oder andere rein routinemäßig durchgeführte Untersuchungen können ohne entsprechende Argumente zu großen Regressen führen.

Bei der Drucklegung dieses Buches gibt es für die Laborleistungen bei onkologischen Patienten zwei Ausnahmeziffern:

- Ziffer 3488: Ausnahmeziffer bei onkologischen Patienten unter Therapie,
- Ziffer 3495: Ausnahmeziffer bei onkologischen Patienten unter Chemotherapie und Bestrahlung.

Welche dieser beiden Ziffern zum Ansatz gebracht wird, ist eigentlich gleichgültig, da sie das Gleiche bewirken, nämlich dass die Laborleistungen sowohl für das Fremdlabor als auch für das Praxislabor nicht dem normalen Budget zugerechnet werden. Hier geht es nicht nur darum, für die eigene Praxis Geld zu sparen, sondern auch, Regresse bezüglich der massiven Überschreitung von Laborleistungen zu vermeiden.

Als Nebenbemerkung muss hier angeführt werden, dass Ärzte noch nie für die Unterlassung von Leistungen bezahlt wurden. Die Tatsache, dass wir für unsere Praxen einen »Wirtschaftlichkeitsbonus« bekommen haben, der durch Überschreitung des Budgets aufgefressen wird, führte in den ersten Quartalen nach Einführung dazu, dass über 300 Millionen Euro, die für Laborleistungen der Ärzte bereitgestellt waren, nicht abgerufen wurden, da die Kollegen Angst hatten, ihre Budgets zu überschreiten. Vergessen wir nicht unseren ärztlichen Auftrag, unsere Patienten bestmöglich zu behandeln, und führen wir die notwendigen Untersuchungen durch, strukturiert, mit einem festen Ziel und so dokumentiert, dass sie einer Überprüfung standhalten!

Ganz wichtig ist es, festzulegen, wer welche Untersuchungen beim Patienten durchführt. Dafür muss definiert sein, welche Funktion ich bei meinem individuellen Patienten als Arzt habe:

- **Bin ich der onkologisch verantwortliche Arzt?**
- Bin ich der **Hausarzt** des Patienten, der sich nur um die hausärztlichen Belange kümmert?

– Oder bin ich »nur« der **»Mistelarzt«**, der neben dem vorhandenen Hausarzt und dem onkologischen Facharzt nur die Misteltherapie des Patienten verantwortet?

Eine klare Strukturierung dieser Fragen lässt viele Laboruntersuchungen einsparen, da der onkologisch verantwortliche Arzt zum Beispiel die Tumormarker und das Nachsorgeprofil durchführen sollte, der Hausarzt die Vorsorgeuntersuchungen wie Blutzucker und Cholesterin und der für die Misteltherapie verantwortliche Arzt auch die notwendigen immunologischen Untersuchungen.

Patienten neigen gern dazu, möglichst viele Untersuchungen durchführen zu lassen, da sie durch die Erkrankung oft eine Panik- und eine Angststörung haben, und zum anderen ist es für viele auch lästig, bei mehreren Ärzten Laboruntersuchungen machen zu lassen. Wir hören häufig, ob wir nicht doch auch noch schnell den Blutzucker und das Cholesterin mitmachen könnten, da wir ja schon die Nachsorgeuntersuchung durchführen würden und sie dann nicht mehr zum Hausarzt gehen müssten.

Wir warnen davor, dies zu tun, da auf diese Art und Weise unsere Laborbudgets noch mehr belastet werden und wir auch den Hausarzt damit verärgern können, der ja ebenfalls darauf angewiesen ist, den Patienten in bestimmten Abständen zu sehen, vielleicht auch mit banalen Erkrankungen und Untersuchungen, die jedoch zu »Verdünnerscheinen« in seiner Praxis führen, die dann aber dazu bestimmt sind, sein Budget für die bei ihm in Behandlung stehenden schwer kranken Patienten zu erhöhen.

Dem Patienten gefällig zu sein, das Cholesterin auch noch mitzubestimmen, um ihm den Gang zum Hausarzt zu ersparen, ist also in vielen Fällen unkollegial und führt zu deutlichen Schwierigkeiten für den mitbehandelnden Kollegen!

Wenn man genau festlegt, wer welche Laboruntersuchungen durchführt, kann dieses System nur funktionieren, wenn wir auch einen ärztlichen Austausch unserer Informationen pflegen. Ich schlage hierzu vor – und wir praktizieren dies auch so in unserer Praxis –, dass wir nicht immer lange Briefe schreiben, die sowieso in dieser Datenflut keiner mehr lesen kann, sondern dass wir die »nackte Information« dem Patienten für den Kollegen mitgeben.

Es hat sich in der Praxis als hilfreich erwiesen, darauf zu bestehen, Befunde schriftlich vorliegen zu haben und sich nicht von dem Patienten die Werte erzählen zu lassen, da sonst Fehlinterpretation oder Fehlerinnerung der Patienten zu massiven Fehlern in der Therapieentscheidung führen können. Ich sage unseren Patienten immer, dass wir auf schriftlichen Informationen bestehen und keine »Maulwurfsärzte« sind.

B Ärztliche Leistungen

Seien Sie sich von vornherein darüber im Klaren, dass mehr ärztliche Leistungen pro Quartal bei Tumorpatienten anfallen, als eigentlich durch den Krankenschein/die Krankenkarte in diesem Quartal bezahlt werden. Wir dürfen aber nicht immer nur auf dieses einzelne Quartal und diesen einzelnen Patienten schauen, sondern müssen davon ausgehen, dass es sich hier ja um eine Durchschnittsberechnung handelt und wir bei anderen Patienten den gleichen Betrag bekommen, für die aber aufgrund der Banalität der Erkrankung nur eine eingeschränkte ärztliche Leistung aufgebracht werden muss. Immer sollte man jedoch beachten, dass bei vielen Krebspatienten auch der Ehepartner mit in die Sprechstunde kommt; es ist geradezu erwünscht, dass er, der die Krankheit ja mitträgt, wenigstens auch bei den entscheidenden Sprechstunden, zum Beispiel bei Therapieentscheidungen, mit anwesend ist. Da er durch die Therapie jedoch mitbetroffen und mitbelastet ist, kann er gleichzeitig auch Patient werden (siehe allgemeine Hinweise)!

Zur Abrechnung kommen bei unseren Krebspatienten neben dem hausärztlichen Abrechnungskomplex beziehungsweise dem fachärztlichen Abrechnungskomplex die Ziffern

10 = (allgemeines therapeutisches Gespräch),
11 = (so genannte kleine Psychotherapie des Hausarztes),
17 = (Therapie bei lebensverändernden oder lebensbedrohenden Erkrankungen).

Eventuell kann die Ziffer 18 bei mehr als 30 Minuten Therapie oder Gespräch kombiniert werden, wobei in einer kassenärztlichen Praxis diese Ziffer wohl nur als Ausnahmefall anzuwenden ist, da so viel Zeit einfach nicht zur Verfügung steht.

Ergänzt werden können diese oben genannten Abrechnungsziffern durch die Ziffer 60 (Ganzkörperuntersuchung), die Ziffer 801 (neurologische Basisuntersuchung, die gerade zum Ausschluss beispielsweise neurologischer Komplikationen einschließlich Auftreten von Gehirnmetastasen notwendig ist).

Bei der entsprechenden Zulassung wäre die Kombination mit den Ziffern der psychosomatischen Grundversorgung (850/851) sinnvoll.

Betrachten Sie die ärztlichen Leistungen, die wir bei onkologischen Patienten erbringen, betriebswirtschaftlich gesehen als ein Gesamtpaket. In einer onkologisch strukturierten Praxis müssen nach unserer Ansicht bestimmte Zusatzleistungen angeboten werden, die für Diagnostik und Therapie unserer Patienten für uns unverzichtbar geworden sind; heute werden diese Leistungen als so genannte individuelle Gesundheitsleistungen (IGEL) bezeichnet. Hierzu gehören zum Beispiel die **Thermoregulationsdiagnostik** nach Professor Rost oder die Durchführung von verschiedenen Infusionen; wir werden darauf im Kapitel 17 näher eingehen.

Diese IGEL-Leistungen müssen vom Patienten privat bezahlt werden, betriebswirtschaftlich ist also das Gesamtergebnis aus ärztlicher Leistung, Zusatzuntersuchungen und Zusatztherapien wichtig.

Beachten Sie auch, dass die Beschäftigung mit Tumorerkrankungen und die Einführung bestimmter Therapieformen in Ihrer Praxis häufig dazu führen wird, dass sich vermehrt neue Tumorpatienten anmelden. Patienten lernen sich während onkologischer Therapien, zum Beispiel bei der Chemotherapie oder der Bestrahlungsbehandlung, kennen und tauschen ihre therapeutischen Erfahrungen aus. Es wird sich schnell herumsprechen, in welchen Praxen bestimmte Therapieformen durchgeführt werden, und die Nachfrage nach diesen Therapien wird damit steigen. Dies sollte man dafür ausnutzen, es auch der Kassenärztlichen Vereinigung ab einer bestimmten Anzahl (siehe Abschnitt D) mitzuteilen, um bei Prüfungen weitere Argumente gegen einen eventuellen Regress zu haben.

Wichtig ist es aber auch, bei unseren Krebspatienten nicht zu vergessen, außer der Nachsorge auch die Vorsorge durchzuführen. Viele Krebspatienten werden es dankbar registrieren, dass man auch an ihre Zukunft denkt und auch daran, wie es ihnen vielleicht bezüglich ihrer **Gefäßsituation** (Cholesterinspiegel) in zehn Jahren gehen wird, und ihnen damit das Gefühl vermittelt, dass sie noch eine lange Lebenszeit vor sich haben und nicht am Ende ihres Daseins stehen. Bestimmte Vorsorgeleistungen sind aus dem normalen Budget herausgenommen, sodass sich der Blick in die Zukunft nicht nur für den Patienten, sondern auch für den Arzt lohnen kann.

Zu diesen Vorsorgeuntersuchungen kann es auch gehören, die Patientenangehörigen, die unter eigenen Ängsten leiden, da der Ehepartner jetzt eine schwere Tumorerkrankung durchmacht, einer Vorsorgeuntersuchung zuzuführen, zum Beispiel bei dem Ehemann die Durchführung des **PSA-Testes,** um den häufigsten Tumor des Mannes, das Prostatakarzinom, mit einer hohen Wahrscheinlichkeit auszuschließen.

Diese Vorsorgeleistungen müssen dann auch wiederum privat bezahlt werden, Grundlage sind jedoch der ärztliche Behandlungsausweis und eine ärztliche Leistung, die in den meisten Fällen, da die Blutuntersuchung hoffentlich gut ausfallen wird, in der reinen Mitteilung des guten Ergebnisses bestehen wird und auf diese Art und Weise zu einem so genannten »Verdünnerschein« wird.

C Medikamente – ein Budget für die ISCADOR®-Therapie

Neuerdings versuchen die Krankenkassen, uns Ärzte zu zwingen, bei der Therapie für die onkologischen Patienten die Entscheidung über *eine* Therapierichtung zu fällen. Es wird behauptet, dass es nicht wirtschaftlich sei, eine schulmedizinische mit einer **komplementären Therapie** zu kombinieren. So wird es als nicht wirtschaftlich erachtet, neben einer zytostatischen Therapie eine Behandlung mit Mistelextrakten, Homöopathika oder eine Therapie nach orthomolekularer Ausrichtung durchzuführen. Auf der anderen Seite wird eine ausschließlich komplementäre Behandlung in Frage gestellt, wenn es sich nicht um so genannte »austherapierte« Patienten handelt, die Therapien ausgereizt sind oder tatsächlich keine gesicherten Maßnahmen vorhanden sind.

Dieser Auffassung muss energisch widersprochen werden. Es gibt jetzt eine Vielzahl von neueren Untersuchungen über die **Wirksamkeit der Misteltherapie** (siehe Literaturverzeichnis), die belegen, dass sie die Lebensqualität unserer onkologischen Patienten gerade unter einer zytostatischen, hormonellen oder strahlentherapeutischen Therapie außerordentlich verbessern und dabei nicht nur ein Lebensqualitätsbenefit erzielt werden kann, sondern in vielen Fällen auch ein deutlicher Überlebensvorteil.

Gerade auf dem 25. Deutschen Krebskongress in Berlin im März 2002 wurde eine retrolektive Studie vorgestellt, die deutlich nachweist, dass Patienten unter einer gleichzeitigen schulmedizinischen Therapie und einer Misteltherapie massiv weniger Nebenwirkungen zu beklagen hatten als ohne eine solche gleichzeitige Behandlung. Man verschenkt also einen Gutteil der Wirksamkeit der Misteltherapie, wenn man diese erst nach Abschluss der Chemo- oder der Strahlentherapie einsetzt. Es wäre auch einmal darzulegen und zu bilanzieren, welche Medikamente (Schmerzmittel, Antibrechmittel, Psychopharmaka) eingespart werden können, wenn gleichzeitig eine Misteltherapie durchgeführt wird. Auch so können die Kosten im Griff behalten werden.

Professor Grossarth-Maticek hat jüngst (siehe Literaturverzeichnis) dargelegt, dass nicht nur die **Lebensqualität** von Patienten durch eine Misteltherapie verbessert wird, sondern die **Überlebenszeit** ebenfalls verlängert werden kann. Er hat dies für ganz verschiedene Karzinome, zum Teil in einem metastasierenden Zustand, dargelegt und veröffentlicht.

Zur Prophylaxe gegen Regresse ist jedoch wichtig, dass genau dokumentiert wird, welche Nebenwirkungen aufgetreten sind, welche Medikamente eingesetzt wurden oder welche Medikamente unter einer gleichzeitigen Misteltherapie wieder abgesetzt werden konnten.

Ganz wichtig ist, dass aufgrund der Arzneimittelrichtlinien einzelne Präparate von vornherein von der Rezeptur auf Kassenrezept ausgeschlossen sind, so zum Beispiel Thymuspräparate, Leber-, Milzextrakte und Enzympräparate. Der zum Teil anderslautenden Information der Hersteller entsprechender Medikamente ist kein Glaube zu schenken, man sollte immer die Überlegung mit einbeziehen, dass es hier auch ums »Verdienen« geht und manche Empfehlungen auch in diesem Lichte gesehen werden müssen.

Kritisch betrachtet werden muss auch, wie viele Medikamente jeweils eingesetzt werden. Mit Erschrecken sehen wir manchmal, mit welchem Cocktail von immunstimulierenden Mitteln manche Patienten von mehreren Kollegen oder auch Heilpraktikern oder »biologischen Kliniken« gleichzeitig behandelt werden. Wir gehen davon aus, dass wir zunächst nur isoliert ISCADOR® einsetzen. Bei einem immunologischen Erfolg erklären wir dem Patienten, dass er nur über ***ein* Immunsystem** verfügt; wenn dieses suffizient stimuliert ist, macht es keinen Sinn, fünf weitere immunstimulierende Substanzen gleichzeitig einzunehmen.

Ein anderes Bild ergibt sich natürlich dann, wenn eine alleinige Misteltherapie nicht zu dem gewünschten immunologischen Erfolg führt.

Hinsichtlich der Verordnung von Vitaminen und Mineralstoffen ist laut Arzneimittelrichtlinien jedoch zu fordern, dass auch bei Karzinomerkrankungen für jedes einzelne dieser Substrate ein nachgewiesener Mangel vorliegen muss, der diätetisch nicht behebbar ist.

Es wird Ihnen schlecht gelingen, zunächst Ihr Laborbudget massiv auszudehnen, um diesen Mangel nachzuweisen, dann noch zu dokumentieren und den Patienten darüber aufzuklären, dass er diesen Mangel zunächst diätetisch angehen muss und erst dann die entsprechenden Medikamente verordnet werden dürfen. Wir gehen hier den pragmatischen Weg und versorgen unsere Patienten mit einer Tagesdosis von niedrig dosierten Spurenelementen und Vitaminen, die vom Organismus gut aufgenommen werden, nicht zu einer Überdosierung führen und auch für den Patienten privat bezahlbar sind; genannt sei hier zum Beispiel das Präparat Selenium-ACE®, das die Tagesdosis an Selen und den Vitaminen A, C und E enthält, von denen nachgewiesen ist, dass sie in der onkologischen Therapie eine Bedeutung haben. Aber dieses Medikament muss von den Patienten dann privat bezahlt werden, es treten Kosten von ca. 50 Cent pro Therapietag auf. Dies ist nach unserer Ansicht zumutbar.

Gewarnt werden soll jeder Vertragsarzt, den Wünschen der Patienten nachzugeben, zum Beispiel Heilpraktiker-Rezepte umzuschreiben.

Je länger ich jetzt in der Praxis tätig bin, desto mehr weigere ich mich, mit Patienten über therapeutische Vorstellungen von **Heilpraktikern** zu sprechen, von denen ich zum Teil weiß, wie kurz ihre entsprechende Ausbildung ist. So wird es jedem Patienten klar sein, dass ein Arzt, der über eine lange Ausbildung und eine ebensolche Erfahrung in der Praxis verfügt, sich weigern kann, über Methoden wie Iris-Diagnose und ähnliche Verfahren zu diskutieren. Es soll hier nicht generell gegen Heilpraktiker geurteilt werden, auch wir haben schon solche erlebt, die engagiert und mit guten therapeutischen Ideen für ihre Patienten und einen onkologischen Erfolg gekämpft haben. Beachten Sie aber – und erklären Sie das auch Ihren Patienten –, dass diese Therapeuten für einen einzigen Besuch oder eine einzige Beratung das abrechnen, was Ihnen für die Betreuung des onkologischen Patienten im ganzen Quartal zur Verfügung steht. Solche Erörterungen von Therapiemaßnahmen oder Vorschlägen von Heilpraktikern gehören deswegen in die IGEL-Leistungen und müssen dann auch in unserer Praxis privat bezahlt werden!

Ganz wichtig ist auch hier der unter Kapitel 4, Abschnitt A (Laboruntersuchungen) schon besprochene Punkt, dass unbedingt geklärt werden muss, welche ärztliche Stellung ich bei meinem Patienten einnehme. Bin ich nun der Hausarzt, der onkologisch verantwortliche Arzt oder »nur« der die Misteltherapie verantwortende Arzt?

Es sollte auch nur das auf ein Kassenrezept aufgeschrieben werden, was dann in meine Verantwortung fällt, und nicht, weil er ja nun schon einmal da ist, noch schnell dem Patienten ein Kassenrezept mitgegeben werden, zum Beispiel für seine Cholesterinblocker oder für seine Schilddrüsenmedikamente.

Orientieren Sie sich eindeutig an der Fragestellung: **Was ist für eine suffiziente onkologische Therapie wirklich notwendig**, was kann ich auch, wenn meine Therapie von anderen Kollegen, zum Beispiel von Vertrauensärzten der Krankenkasse oder der Kassenärztlichen Vereinigung, geprüft wird, vertreten und argumentativ eventuell auch vor Gericht durchsetzen? Vertrauen Sie nicht mehr auf Ihr Glück, dass es heute doch so viele Ärzte gibt und so viele gar nicht geprüft werden können, sondern rechnen Sie vielmehr damit, dass Sie bei Überschreitung von Budgets zwangsläufig geprüft werden müssen und **deshalb die Argumente parat haben sollten**, damit Sie sich nicht erst Beratungshinweise holen müssen, wenn der Prüfungsfall schon eingetreten ist.

D Röntgenüberweisungen

Zum Zeitpunkt der Drucklegung dieses Buches wird diskutiert und überlegt, ob weitere Budgets zur Kontrolle unserer kassenärztlichen Tätigkeit eingeführt werden sollen, so zum Beispiel ein Budget für die Durchführung von Röntgenuntersuchungen.

Grund für dieses weitere Budget, das natürlich unseren ärztlichen Zorn hervorruft, ist, dass die Ausweitung röntgenärztlicher Leistungen an den so genannten Röntgen-Großgeräten wie Kernspintomograph und Computertomograph extrem zugenommen haben. Es ist gewiss verständlich, dass vonseiten der Krankenkassen und der Gesundheitspolitik versucht wird, diese Kosten in den Griff zu bekommen.

Es sei deshalb hier noch einmal darauf hingewiesen, dass vor Durchführung einer Röntgenuntersuchung geklärt sein muss, ob das mögliche Ergebnis tatsächlich zu einer neuen Therapie führen kann oder ob es nur dazu führt, dass der Patient weitere Negativerlebnisse verkraften muss. Einem Patienten zum Beispiel vierteljährlich mitzuteilen, dass sein Bronchialkarzinom wieder größer geworden ist, man jedoch leider nichts dagegen unternehmen könne, ist eigentlich ein Kunstfehler, da nur die Ängste des Patienten verstärkt und Kosten verursacht werden, eine Therapie jedoch nicht zur Verfügung steht.

Weiterhin ist bei Röntgenüberweisungen zu beachten, dass Praxen mit qualitativ guten und neuen Geräten für die Diagnostik ausgewählt werden mit kompetenten Kollegen, die auch kurzfristig bereit sind, unsere onkologischen Patienten einzuschieben. Es zeigt sich immer wieder, dass eine schnelle Röntgenabklärung, zum Beispiel von erhöhten Tumormarkern, die Ängste des Patienten reduzieren kann, das Warten aber zum Beispiel auf einen Termin in vierzehn Tagen und auf das Ergebnis erst in einer weiteren Woche zu einer solchen Verstärkung der Beschwerden und Ängste von unseren Patienten führen kann, dass es ärztlicherseits nicht verantwortbar ist.

Routineröntgenuntersuchungen sind abzulehnen. Auch hier gilt es, gezielt vorzugehen und sich vorher zu überlegen, welche Konsequenz eine Röntgenuntersuchung haben kann.

F. Allgemeine Hinweise

Es wird empfohlen, diese allgemeinen Hinweise genau durchzuarbeiten und zu überlegen, wie viel Spielraum in der individuellen Praxis hier noch besteht, und nach dieser Analyse die neuen Erkenntnisse auch konsequent umzusetzen.

1. Tumorpatienten sind treue Patienten, sie kommen regelmäßig in die Praxis, da sie Medikamente oder Untersuchungen benötigen. Wie wir schon ausgeführt haben, bringen sie oft den Ehepartner mit, der auch Vorsorge- oder Therapiebedarf hat. Dies konsequent berechnet führt dazu, dass man regelmäßig sechs bis acht Chipkarten pro Kalenderjahr hat. Damit ist dies eine konstantere Therapie oder Betreuung als bei einer Praxis mit vielen jungen Patienten, die nur in sehr großen Abständen, zum Beispiel wegen einer Sinusitis, die Praxis aufsuchen. Hat sich erst einmal ein Vertrauensverhältnis zwischen Patient und Arzt entwickelt, sind die Patienten oft bereit, mit einem durch dick und dünn zu gehen und über lange Jahre in der Praxis zu verbleiben. Davon zu trennen sind diejenigen, die schon mit einer riesigen Patientenakte und zahllosen alternativen Therapien und Therapieversuchen in die Praxis kommen und vielleicht negativ über die Vorbehandler reden. Denken Sie hier immer daran, dass auch Sie vielleicht sehr bald zu einem »Vorbehandler« mutieren können, und berechnen Sie danach Ihr Engagement.
2. Achten Sie generell darauf, dass Sie Ihre Krebspatienten auf **Generika** umstellen. Unabhängig von der jetzt aktuellen Aut-idem-Regelung sollte man zum Beispiel bei den Hormonmedikamenten konsequent auf Generika umstellen, weil hier horrende Preisunterschiede bis 300 Prozent bestehen und man heute davon ausgehen kann, dass auch bezüglich der so genannten Billigmedikamente hier nicht mit einem Qualitätsverlust zu rechnen ist. Es gibt wirklich nur sehr wenige Patienten, die tatsächlich ein Generikum wegen eines darin enthaltenen Zusatzstoffes nicht vertragen. Meist sind es psychosomatische Gründe, die zur Unverträglichkeit führen, zum Beispiel, dass man wohl der Meinung ist, es solle generell gespart werden, aber bitte nicht in meinem individuellen Fall! Bei der Umstellung

von hormonellen Medikamenten beim Mammakarzinom kann man bis zu 250 Euro pro Jahr, bei anderen hormonellen Medikamenten bis zu 1000 Euro pro Jahr einsparen!
Im Übrigen kann eine **Tamoxifen-Therapie** über fünf Jahre hinaus eher gefährlich werden für die Patientin, da Krebszellen, die diese Therapie überleben, mit Sicherheit resis-tent sind gegen dieses Medikament und es vielmehr heute gezeigt werden kann, dass Krebszellen unglaublich intelligent sind und bei einer **Hormonblockade** das dann im Überschuss vorhandene gegengeschlechtliche Hormon als Wachstumsfaktor benutzen können. So behandeln wir zum Beispiel Mammakarzinom-Patientinnen im Endstadium oder Prostatakarzinom-Patienten im Endstadium mit dem jeweils anderen Hormonblocker als bei der ursprünglichen postoperativen Therapie!
In dem Buch »Prostatakarzinom und ISCADOR®« (siehe Literaturverzeichnis) haben wir nachgewiesen, dass auch bezüglich der Misteltherapie nach fünf bis zehn Jahren ein Umschwung der wirksamen Medikamente eintritt und auch eine Misteltherapie gleicher Art über sehr lange Jahre nicht sinnvoll ist. Es sei auf die entsprechenden Bücher verwiesen.

3. **Beachten Sie, ob Ihre Patienten mit Fettstoffwechselstörungen** tatsächlich einer Therapie bedürfen. Patienten mit einer Prognose von höchstens zwei Jahren Überlebenszeit bedürfen keiner Senkung ihres **Cholesterins**, sie müssen sogar darauf hingewiesen werden, dass nach neueren Erkenntnissen das Cholesterin zur Aktivierung der Killerzellen führen kann, sodass eine Cholesterinsenkung beim Krebspatienten eigentlich obsolet ist.
   Cholesterin hat auch eine Funktion im Organismus. Durch die moderne mögliche Therapie der Cholesterinsenkung und die Berichte in den Medien hat das Cholesterin jedoch für den Patienten einen negativen »Touch« be-

kommen. Hier kann aufklärend gewirkt werden, auch in der Hinsicht, dass eine jahrzehntelange Therapie mit Cholesterinblockern vielleicht mehr Schaden anrichtet als das Cholesterin selbst.

Untersuchen Sie in jedem Falle den Quotienten von **HDL/LDL-Cholesterin**, daraus kann ja entnommen werden, ob ein leicht erhöhter Cholesterinspiegel tatsächlich noch tolerierbar ist oder die Gefäßbelastung so groß ist, dass gehandelt werden muss. Insbesondere die Kombination mit einem gleichzeitigen Diabetes oder Hypertonus ist zu beachten.

Auch hier können durch die konsequente Umstellung auf Generika und den Verzicht auf die neueren Cholesterinblocker, die in vielen Fällen nicht notwendig sind, bis zu 250 Euro pro Kalenderjahr eingespart werden.

4. **Nehmen Sie die Arzneimittelrichtlinien ernst!** Studieren Sie diese Richtlininien noch einmal gründlich und beachten Sie, bei welchen Krankheitszuständen Sie verpflichtet sind, als Kassenarzt bei dem Patienten zunächst eine Therapie mit Eigenmaßnahmen beziehungsweise diätetischen Maßnahmen durchzuführen. Sie müssen in jedem Falle diese Bemühungen dokumentieren, bevor Sie zu einem Medikament greifen. Dies gilt zum Beispiel für die so genannten Leber- und Gallemittel, aber auch für Präparate gegen den niederen Blutdruck.

   Beachten Sie sehr nachdrücklich die Richtlinien bezüglich von Infektionskrankheiten einschließlich Grippemedikamenten oder Schleimlösern; hier bekommen Sie ernste Probleme, sollten Sie diese Medikamente nach wie vor auf Kassenrezept aufschreiben. Wenigstens müssen Sie sich darüber im Klaren sein, welches Risiko Sie bei einer möglichen Prüfung eingehen.
5. **Verbessern Sie Ihre Praxisorganisation.** Wir werden in den weiteren Kapiteln dafür Hinweise geben, wie die Leis-

tungsfähigkeit einer Praxis gesteigert werden kann, ohne immer nur auf das betriebswirtschaftliche Ergebnis zu schauen, sondern auch auf Ruhepausen zur ärztlichen Erholung. Nicht zu vergessen ist jedoch, dass ein Patient mehr pro Arbeitstag Ihnen auch mindestens 1000 Euro mehr Budget pro Quartal bringen kann.

6. **Betrachten Sie Ihre Hochdruckpatienten kritisch**. Hohe Kosten werden durch eine falsch durchgeführte oder unnötige Hochdrucktherapie verursacht. Klären Sie, ob es sich um einen Spannungshochdruck durch Überlastung handelt oder um einen »Weißkittel-Hochdruck«, zum Beispiel mittels Durchführung einer **Langzeit-Blutdruckmessung**, wobei der Blutdruck eben unter der individuellen Belastung des Patienten gemessen wird. Empfehlen Sie Ihren Patienten bei Vorliegen eines Spannungshochdruckes eher Entspannungstechniken wie autogenes Training, Heileurythmie, Relaxationstraining nach Jacobsen und ähnliche Therapieverfahren, die der Patient in Kursen lernen kann, die allerdings privatärztlich bezahlt werden müssen.
7. Beachten Sie, wenn Sie sich schon vermehrt mit onkologischen Patienten beschäftigen – und das wird sich in der Zukunft immer mehr ergeben, da ja die Krebserkrankungen die Hochdruckerkrankung bezüglich der Mortalität deutlich überholen werden –, dass Sie in den meisten Kassenärztlichen Vereinigungen **ab 30 Krebspatienten** (diese Zahl wird in Zukunft wahrscheinlich durch das vermehrte Auftreten von Krebsfällen nach oben korrigiert werden) **als Praxisbesonderheit gelten**. Salopp gesagt, wenn schon Krebspatienten, dann schon wenigstens über 30.
   Sollten Sie mehr als 300 Krebspatienten pro Quartal behandeln, können Sie in vielen Kassenärztlichen Vereinigungen den **Antrag auf Anerkennung als onkologische Schwerpunktpraxis** stellen. Dies hat zwar meistens nur

unbedeutende finanzielle Vorteile, bringt aber Argumente bei einem möglichen Regressverfahren.

Überlegen Sie genau und nach den Richtlinien Ihrer jeweiligen Kassenärztlichen Vereinigung, ob Sie die **Zusatzbezeichnung »onkologisch verantwortlicher Arzt«** erreichen können. Hier sind unterschiedliche apparative Ausstattungen der Praxis, Zugangsmöglichkeiten wie zum Beispiel ein Aufzug und Bedingungen zur »Rund-um-die-Uhr«-Erreichbarkeit der Praxis vorgeschrieben. Allerdings verschärfen im Augenblick die Kassenärztlichen Vereinigungen die Bedingungen für diese Zusatzbezeichnung, die finanziell durch eine Gebühr pro Krebspatient und Quartal interessant ist, massiv, da immer mehr Kollegen nach dieser Praxisbesonderheit streben. Können Sie jedoch aufgrund der Ausstattung und Struktur Ihrer Praxis und Ihrer persönlichen Ausbildung diese Bedingungen nachweisen, würde sich dies finanziell und bezüglich argumentativer Gründe gegen ein Regressverfahren sehr lohnen.

8. Machen Sie bei allen Krebspatienten, wie oben ausgeführt, konsequent auch einen **Gesundheitscheck** nach der Ziffer 160/162. Dies hat nicht nur psychoonkologische Vorteile, wie ausgeführt wurde!
9. Betrachten Sie kritisch Ihre Verordnungsweise hinsichtlich einer Therapie bei heute so häufigen Durchblutungsstörungen, Merkstörungen und so weiter. Sie sind nicht nur aufgerufen, hier dem Patienten zunächst Anleitungen zur Selbsthilfe zu geben, sondern sollten auch darauf schauen, die zur Therapie angebotenen chemischen Medikamente kritisch zu betrachten, da sie in der Praxis einen großen Kostenfaktor darstellen und oft nicht den therapeutischen Benefit bringen, der vonseiten der Pharmazie ausgelobt wird.

   Es hat sich sehr bewährt, zur Therapie dieser Indikationen homöopathische/anthroposophische Medikamente einzusetzen, die in vielen Fällen den gleichen Erfolg bringen, jedoch wesentlich preiswerter sind und die finanzielle Belastung deutlich mildern. Auch wenn man der Meinung ist, dass die Patienten für diese Indikation die Medikamente selbst zahlen müssen, fällt das natürlich vielen bei entsprechenden preiswerten Präparaten leichter.

10. Greifen Sie unbedingt auf Praxishilfen zurück, die Ihnen Zeit sparen helfen. Im Anhang finden Sie alle möglichen Hinweise, die für ein **Praxismanagement** notwendig sind und die dazu beitragen, schnell abzuklären, welcher Therapie der Patient bedarf. Eine psychoonkologische Abklärung zum Beispiel durchzuführen, bedarf sehr viel Zeit und ist normalerweise nur in mehreren Therapiesitzungen möglich. Eine Alternative hierzu ist für uns der Fragebogen zur Selbstregulation nach Grossarth-Maticek, den Sie in der Anlage finden. Sehr schnell lässt sich hier klären, ob der Patient einer Hilfe für seine seelische Verfassung bedarf. Die Zusammenarbeit mit Psychoonkologen beziehungsweise Psychoanalytikern oder Psychotherapeuten ist dann notwendig und muss koordiniert werden. Verzetteln Sie sich nicht in Diagnostik und Therapieverfahren, in denen Sie nicht kompetent sind, und die Sie zeitlich und seelisch schwer belasten können. Im nächsten Band dieser Reihe »ISCADOR® und mehr«, der als Band 3 erscheinen wird (»Krebs – den Lebensfaden wiederfinden«, siehe Literaturverzeichnis) werden wir aufzeigen, wie psychoonkologische Verfahren in der Praxis effizient, zeitsparend und hilfeleistend für den Patient eingesetzt werden können.
11. Überlegen Sie genau, welche Rolle Sie bei Ihren jeweiligen Patienten spielen. Im Laufe einer langen allgemeinärztlichen Tätigkeit stellt sich allmählich ein großes therapeutisches Wissen und ein Pragmatismus ein, der dazu führt, dass man den Patienten möglichst viele Überwei-

sungen ersparen will. So weiß man in vielen Fällen, dass der Überweisung zum Orthopäden wegen Rückenschmerzen nach der Durchführung verschiedener Röntgenuntersuchungen zumeist die Verordnung von Diclofenac-Präparaten oder krankengymnastischen Übungen folgt. Um dem Patienten diesen Umweg zu ersparen, ist man oft in der Versuchung, diese Therapie gleich selbst einzuleiten, muss sich jedoch darüber im Klaren sein, dass man sein Medikamenten- und Hilfsmittelbudget auf diese Art und Weise allerdings kräftig strapaziert. Es sei hier nicht der pausenlosen Überweisung das Wort geredet, wohl aber der Überlegung, welche Lasten wir in unseren Praxen tatsächlich auf unseren eigenen Schultern tragen können und wo wir die Hilfe von Kollegen in Anspruch nehmen sollen.

12. Sollten Sie jemals eine der nachfolgenden Behandlungen auf Kassenrezept verordnen wollen – was eigentlich ausgeschlossen ist, zu meinem völligen Unverständnis jedoch immer wieder von Kollegen gemacht wird –, bedenken Sie, welche Kosten anfallen! Angegeben sind Durchschnittskosten bei einer Anwendung über ein Jahr, dies ist bei onkologischen Therapien meistens notwendig:

a. Thymustherapie:	1000 Euro/Jahr
b. Organotherapien (Milzextrakte, embryonale Organbestandteile) im Durchschnitt:	3000 Euro/Jahr
c. Selentherapie:	400 Euro/Jahr
d. Enzymtherapie:	900 Euro/Jahr

Bei anzuwendenden Therapieverfahren sollte auch die Kostensituation des Patienten betrachtet werden. Entscheiden Sie nach Ihrem Kenntnisstand und dem Zustand des Patienten, ob die durchzuführende Therapie für ihn tatsächlich notwendig und wichtig ist; möglicherweise ist er dadurch weit entfernt von seinem Wohnort, getrennt von seiner Familie, die vielleicht der wichtigste Therapiefaktor sein könnte in einem metastasierenden Stadium, die wichtigste Motivation, diese Krankheit noch mehrere Jahre überleben zu wollen!

Angegeben werden wieder Durchschnittskosten, entweder pro Therapie oder pro kompletter Anwendung.

a. Hyperthermie: pro Anwendung 300 Euro, in Extremfällen bis 4000 Euro
b. Tumorimpfung (z. B. dendritische Zellen): komplette Therapie bis zu 7000 Euro
c. Sauerstoff-Mehrschnitttherapie: bis zu 800 Euro
d. hämatogene Oxydationstherapie: pro Anwendung 100 Euro
e. Kolon-Hydro-Therapie: pro Anwendung 100 Euro
f. mikrobiologische Therapie (Darmsanierung mit Stuhlanalyse und entsprechender Therapie): je nach Umfang bis 500 Euro/Jahr
g. orthomolekulare Therapie (Vitalstoffergänzung mit Analyse und Medikamenten): bis 300 Euro/Jahr
h. Antioxydantienstatus und entsprechende Therapie: bis 1500 Euro/Jah

Es ist eigentlich unnötig zu erwähnen, dass keine der oben genannten Therapien zulasten der gesetzlichen Krankenkassen und zulasten unserer Budgets durchgeführt werden kann. Dabei sei nichts ausgesagt über eine mögliche Wirksamkeit für den individuellen Patienten. Diesen Nachweis können Sie jedoch in einem möglichen Regressverfahren nicht erbringen und werden mit Sicherheit auf den Kosten sitzen bleiben.

Manchmal wirkt ein Kurzurlaub mit dem Lebens-/Ehepartner mehr immunstimulierend als eine teure Therapie!

5. Rationale Misteltherapie mit ISCADOR®

A Vorbemerkung

Die Misteltherapie wurde – wie im allgemeinen Vorwort schon angesprochen – 1920 von Rudolf Steiner vor Ärzten als Krebsheilmittel eingeführt. Seit dieser Zeit wird sie von einer zunehmenden Anzahl von Ärzten und Therapeuten bei einer ebenso zunehmenden Anzahl von Krebspatienten zur Therapie eingesetzt. Immer neue wissenschaftliche Untersuchungen bezüglich der Inhaltsstoffe und der therapeutischen Wirksamkeit legen dar, dass es sich hier um eine vergleichsweise kostengünstige, effektive Krebstherapie handelt, die eigentlich für jeden onkologisch erkrankten Patienten unverzichtbar ist und deren Wert sich sowohl an der Befindlichkeit des Patienten als auch an der Überlebenszeit messen lässt.

Der Hauptvertreter der heute auf dem Markt befindlichen Mistelpräparate ist ISCADOR®. Es ist das meines Erachtens am besten dokumentierte und durch Studien belegte Präparat. Wir spezialisieren uns deshalb auf die Therapie mit ISCADOR® auch in unserer Praxis, sofern nicht durch andere Untersuchungen, auf die wir eingehen werden, gezeigt werden kann, dass andere Mistelpräparate von vielleicht anderen Mistelwirtsbäumen für den individuellen Patienten eine therapeutische Alternative darstellen könnten.

Die nachfolgenden Ausführungen gelten mit kleinen Abweichungen auch für die anderen auf dem Markt befindlichen Mistelpräparate, solange sie den **Gesamtextrakt** der Mistel enthalten mit den theoretisch bekannten 500 verschiedenen Einzel*substanzen* der Pflanze und solange sie den von Rudolf Steiner postulierten **Mischprozess** durch einen speziellen Mischapparat durchgemacht haben, der für die Wirksamkeit unbedingt notwendig ist.

Andere Mistelpräparate können in Teilaspekten immunmodulierend sein, erreichen jedoch nach unserer Überzeugung nicht das Wirkprofil der ISCADOR®-Präparate auf Leib, Seele und Geist der schwer erkrankten Krebspatienten.

Im Folgenden wird eine Kurzdarstellung einer rationalen Therapie mit ISCADOR® dargestellt; diese Darstellung reicht für die praktische Therapie in der Praxis völlig aus, für weiter interessierte Kollegen sei auf das Literaturverzeichnis mit speziellen Darstellungen ausführlicher Art verwiesen.

B Die Mistel als Arzneipflanze

Wie oben ausgeführt, sind die **Inhaltsstoffe** der Mistel sehr vielfältig, bis zu 600 verschiedene Inhaltsstoffe lassen sich in einer Elektrophorese auftrennen und können einzeln definiert werden. Darunter finden die verschiedenen Mistellektine zunehmend Interesse, wobei die **Hauptlektine I, II, III** und **IV** durch Unterlektine (Isolektine) ergänzt werden.

Ebenso sind die Viskotoxine hoch interessant, sie sind in vielfältigen Varianten in der Mistel vorhanden und sind insbesondere zytotoxisch.

Die oben erwähnten Lektine stellen ein ganz neues Wirkprinzip dar, das wir sonst onkologisch nicht kennen. Hier sind in einer Substanz zwei Wirkprinzipien vereinigt: Zum einen wirkt das Mistellektin immunstimulierend, wie durch vielfältige Untersuchungen dargelegt werden kann. Zum anderen wirkt das Mistellektin zytostatisch durch eine Hemmung der Eiweißsynthese und kann zum Untergang (Apoptose) der Tumorzellen beitragen.

Die Mistelpflanze ist reich an Enzymen, an Thiolen, Fetten, Phytosterolen, Flavanoiden, Mineralien und verschiedenen anderen Inhaltsstoffen, die noch nicht näher identifiziert sind.

Es hat sich gezeigt, dass der Gesamtextrakt der Mistel, insbesondere wohl durch das immunologische Zusammenwirken der verschiedenen Isolektine und Lektine mit den Viskotoxinen, das beste Wirkprinzip darstellt und dass die Reduktion auf ein einzelnes Wirkprinzip, wie zum Beispiel das Mistellektin I, nicht zum gewünschten therapeutischen Gesamtergebnis führt.

Wir haben den Eindruck, dass die verschiedenen Inhaltsstoffe der Mistel wundervoll komponiert sind wie in einem großen Orchester, und nur durch das planmäßige Zusammenspielen kann das gewünschte Ergebnis erreicht werden. Es sei der Vergleich erlaubt, dass auch ein Sinfonieorchester, das aus Budget- und finanziellen Gründen reduziert wird – indem zum Beispiel die Hornisten, Fagottisten und Harfenspieler gestrichen werden, weil sie ja nicht so häufig benötigt werden – musikalisch nicht zum gewünschten Ergebnis führt und der Mangel deutlich erlebt werden kann.

Der interessanteste Inhaltsstoff der Mistel sind wohl die verschiedenen Lektine, bei denen immer neue Wirksamkeiten entdeckt werden.

C Die Wirkung auf das Immunsystem und auf maligne Zellen

Lange belächelt, ist es heute unstrittig, dass das Immunsystem mit dem Entstehen von Krebskrankheiten in Verbindung steht; somit kann die Immunüberwachung maligner Tumoren als Versuch des Organismus, maligne Tumore zu bekämpfen, als gesichert erachtet werden.

Zellen maligner Tumore können Antigene exprimieren, die in normalen Zellen nicht vorkommen und deshalb als fremd erkannt werden. Solche Antigene rufen eine Immunantwort hervor.

Wir können heute davon ausgehen, dass der Körper auf maligne Tumoren im Sinne einer Immunantwort vom verzögerten Typ reagiert. So werden bei verschiedenen Karzinomen an der Invasionsfront Infiltrate von Lymphozyten, Plasmazellen, eosinophilen Granulozyten und Makrophagen beobachtet. Die Randsinusse von Lymphknoten, die im Drainagegebiet von malignen Tumoren liegen, zeigen oft eine Hyperplasie von Makrophagen, eine so genannte Sinushistiozytose, es können aber im Tumorgewebe oder im benachbarten lymphatischen Gewebe bis zu epitheloidzellige Granulome auftreten.

Bei verschiedenen Karzinomen, wie zum Beispiel beim medullären Mammakarzinom, beim Seminom des Hodens, aber auch beim Prostatakarzinom scheint die Intensität der Entzündungsreaktion im Randgebiet der Tumorerkrankung positiv mit einer besseren Prognose korreliert zu sein. Insbesondere scheint die Infiltration des Tumorgewebes mit eosinophilen Granulozyten mit der besten Prognose des Patienten vergesellschaftet zu sein. Wir werden darauf im Weiteren noch eingehen.

Patienten mit einer eingeschränkten Immunantwort entwickeln häufiger maligne Tumoren als gesunde Personen.

Eine erfolglose Abwehr maligner transformierter Zellen kann unter anderem auch dadurch bedingt sein, dass der Tumor die Wirkung der immunkompetenten Zellen zu verhindern vermag.

Tumoren können sich einem Angriff des Immunsystem auf drei Arten widersetzen:

1. Sie entziehen sich der Kontrolle durch das Immunsystem durch Veränderung ihrer **Adhäsionseigenschaften**, indem sie Adhäsionsmoleküle einfach einziehen und Mucine produzieren, welche die Proliferation von T-Lymphozyten zu hemmen vermögen, oder indem sie ihre Oberfläche so verändern, dass Immunzellen nicht andocken können.

2. Tumorzellen schaffen eine Gegenattacke gegen Immunzellen, indem sie bestimmte **Immunstrukturen** auf den zytotoxischen T-Lymphozyten, den Natural-Killer-Zellen und neutrophilen Granulozyten blockieren und so bewirken können, dass diese Zellen entweder blockiert bleiben oder sogar in eine Apoptose getrieben werden.
3. Tumorzellen können die **Antigenpräsentation** verändern und auf diese Art und Weise die Immunantwort abschwächen.

Insofern können wir davon ausgehen, dass die Theorie der Immunüberwachung heute durch wissenschaftliche Untersuchungen erhärtet ist und es sinnvoll ist, die Immunantwort des Körpers gegen bösartige Zellen zu stimulieren und nicht nur die physische Krebskrankheit zum Beispiel durch Operation anzugehen.

Bezüglich der Lektinbestandteile der Misteltherapie ist nachgewiesen, dass folgende immunstimulierenden Wirkmechanismen bestehen:

1. makrophagenaktivierende Wirkung von Mistellektin I
2. Freisetzung von Interleukin I und Interleukin II aus mononukleären Zellen
3. Freisetzung von C-reaktivem Protein
4. Freisetzung von TNF, IL-1, IL-2 durch Mistelpräparate
5. Bildung von Anti-ML-Antikörpern im Verlauf der Misteltherapie
6. Freisetzung von Interleukin IL-6, Interleukin IL-8 durch Mistellektin I
7. Beeinflussung der immunologischen Parameter durch Mistellektin I
8. Induktion von CRP durch Mistellektin I
9. Induktion von Interleukin II-Rezeptoren auf immunkompetenten Zellen

10. Thymozytenproliferation und TH-Zellen-Anstieg in vivo
11. Endorphin-Freisetzung
12. Erhöhung der zytotoxischen Aktivität von Leukozyten bei Tumorpatienten
13. Induktion von H_2O_2 im neutrophilen Granulozyten
14. Aktivierung der Natural-Killer-Zellen
15. Freisetzung des makrophagenstimulierenden Faktors
16. Anstieg der Phagozytoseaktivität der Granulozyten
17. Inhibierung der Serotonin-Freisetzung im Sinne einer Modulation
18. Hyperplasie des Thymus im Tierversuch
19. massive Induktion der eosinophilen Granulozyten und Freisetzung der in den eosinophilen Granulozyten enthaltenen Toxine

Beachtet werden muss dabei, dass die Stimulation immer im Sinne einer modulierenden Wirkung eintritt, wie wir an verschiedenen Stellen (siehe Literaturverzeichnis) ausgeführt haben. Insbesondere beim Interleukin-6 ist belegt, dass es zu keiner einseitigen Überstimulation dieses möglichen Wachstumsfaktors kommt, sondern dass bei Patienten oft überhöhte Interleukin-6-Werte, die prognostisch ungünstig sind, durch eine Misteltherapie in den Normbereich zurückkehren können.

Zusammenfassend können wir feststellen:

- Mistellektine stimulieren die Makrophagen, die fremde Stoffe verarbeiten und den Immunzellen präsentieren, und informieren damit die Immunzellen, gegen welche Fremdstoffe sie aktiv werden sollen.
- Die Granulozyten, insbesondere die eosinophilen Granulozyten, werden massiv aktiviert. Wir haben es hier mit archaischen Abwehrzellen zu tun, die wohl eine Regulation

in der Abwehrkaskade bewerkstelligen im Sinne einer zytotoxischen und immunzellenanlockenden Wirkung.
- B-Lymphozyten werden vermehrt in Plasmazellen umgewandelt, die spezifizierte Antikörper herstellen können.
- Die T-Helferzellen, die Antigene erkennen und als Folge davon B-Zellen und Killerzellen aktivieren sollen, werden selbst aktiviert und in ihrer Zahl vermehrt.
- Die T-Supressorzellen, die die Reaktion des Immunsystems blockieren könnten, werden herunterreguliert.
- Zytotoxische T-Zellen werden stimuliert, dadurch können identifizierte Tumorzellen angegriffen und abgetötet werden.
- Die natürlichen Killerzellen werden sowohl aktiviert als auch in ihrer Zahl vermehrt. Auch damit erfolgt ein Angriff auf die Tumorzellen.

D Gegenanzeigen

Als Gegenanzeigen sind bekannt:

1. Bekannte Allergien auf Mistelzubereitungen. Hier muss dann eine **Desensibilisierungsbehandlung** durchgeführt werden, diese ist in der Fachinformation für die ISCADOR®-Therapie näher ausgeführt.
2. Akut entzündliche beziehungsweise hoch fieberhafte Erkrankungen mit Temperaturen über 38 °C.
3. Floride Tuberkulose
4. Floride Hyperthyreose mit nicht ausgeglichener Stoffwechsellage. Dies gilt nicht für Hyperthyreosen unter Therapie mit euthyreoter Stoffwechsellage.
5. Primäre Hirn- und Rückenmarkstumoren oder aber intrakranielle Metastasen, bei denen die Gefahr einer Hirndruckerhöhung besteht. Hier muss eine zurückhaltende

Indikationsstellung gegeben sein, evtl. muss mit einer sehr niedrig dosierten Misteltherapie begonnen werden. Dies gilt nicht, wenn durch große Operationsdefekte oder eine gleichzeitige Cortisontherapie eine Hirndrucksteigerung ausgeschlossen ist.

6. Strenge Indikationsstellung in der Schwangerschaft, obwohl in den vorliegenden Untersuchungen keine Nebenwirkungen bezüglich des embryonalen Wachstums gezeigt werden konnten. Es wird jedoch als allgemeine Vorsichtsmaßnahme vor einer Anwendung in der Schwangerschaft abgeraten.

E Nebenwirkungen

Als Nebenwirkungen kennen wir:

1. Eine leichte Steigerung der Körpertemperatur, die therapeutisch erwünscht ist und die bei den meisten Krebspatienten vorhandene **Temperaturstarre** beziehungsweise Untertemperatur auflösen soll. Diese **Temperatursteigerung** besteht oft nur im Gefühl des Patienten, das heißt, Patienten berichten, dass sie ein Gefühl hätten, wie wenn eine Grippe kurz bevorstünde, eine Messung ergibt jedoch dann keine Temperaturerhöhung. Dies ist deshalb wichtig, da von vielen Kollegen eine Misteltherapie immer mit einer deutlichen Fieberreaktion in Verbindung gebracht wird, die im Falle einer Chemotherapie zwangsläufig zu einer Antibiotikatherapie führen würde und deshalb unerwünscht ist.
2. Eine leichte und örtlich begrenzte **entzündliche Reaktion** um die Einstichstelle sowie eine vorübergehende leichte Schwellung der regionalen Lymphknoten. Bei einer Größe von über 3 bis 5 cm sollte die nächste Ampulle bezüglich der Dosierung halbiert werden, insgesamt sollte die Dosie-

rung noch einmal überdacht werden. Zu beachten ist, dass hellhäutige Patienten oder Patientinnen mit einer allergischen Anamnese möglicherweise stärker reagieren und hier generell mit einer niedrig dosierten Therapie angefangen werden sollte.

3. Fieber über 38 °C tritt extrem selten auf. Die nächste Ampulle sollte dann mit einer reduzierten Konzentration gegeben werden. Auch hier noch einmal Überdenkung des therapeutischen Gesamtkonzeptes.
4. In seltenen Fällen **subkutane Knötchenbildung** am Injektionsort, größere Schwellungen regionaler Lymphknoten und Aktivierung von Entzündungen, zum Beispiel von Zahnabszessen.
5. Selten **allergische** oder **allergoide Reaktionen** wie generalisierter Pruritus, lokale oder generalisierte Urtikaria, Blasenbildung, Exenthem, Erythema exudativum multiforme (ein dokumentierter Fall), Quincke-Ödem, Schüttelfrost, Atemnot, Bronchospasmus und Schock. Von den unter diesem Punkt genannten Nebenwirkungen haben wir in 25 Jahren Therapie lediglich drei Patienten gehabt mit einem generalisierten Pruritus und einen Patienten mit einem leichten Schüttelfrost, bei allen Patienten waren die Erscheinungen nur vorübergehend, konnten durch intravenöse Kalziumgabe therapiert und die Misteltherapie weiter fortgesetzt werden.
6. Gelegentliche **Venenreizungen**, insbesondere beim Vorliegen einer chronischen Thrombophlebitis.
7. Bei primären Hirn- und Rückenmarkstumoren oder bei intrakraniellen Metastasen kann es zu Symptomen einer **Hirndruckerhöhung** kommen (siehe unter »Gegenanzeigen«).

Wechselwirkungen mit Chemotherapie, Hormontherapie oder Strahlentherapie im Sinne einer unerwünschten Begleiterscheinung sind nicht bekannt, wohl aber die unterstützende Wirkung auf die Lebensqualität des Patienten während dieser eingreifenden Therapien.

Vor der Kombination mit anderen immunstimulierenden Präparaten sei gewarnt, dies sollte nur unter Immunkontrolle durchgeführt werden, um eine Überstimulation des Immunsystems zu vermeiden, die zwangsläufig in eine Immundepression mündet.

F Praktische Therapie mit ISCADOR®

Immer wieder wird von Kollegen ausgeführt, dass eine Misteltherapie mit ISCADOR® viel zu kompliziert sei, man müsse viel zu viel wissen, die Therapie sei zu differenziert.

Dazu muss gesagt werden, dass eine Misteltherapie mit ISCADOR® mit wenig Vorkenntnissen nach dem im nachfolgend geschilderten Verfahren einfach durchzuführen ist, die Überprüfung der durchgeführten Therapie rational nachvollzogen werden kann und auch kostengünstig sein kann.

aa) Initialtherapie

Generell wird bei ISCADOR® mit einer Einleitungsphase, der so genannten **Initialtherapie**, begonnen. Dabei wird eine Serienpackung der Stärke 0 der jeweiligen Mistelsorte rezeptiert und dreimal wöchentlich (Montag, Mittwoch, Freitag) 1 ml subkutan injiziert, wobei die Serienpackung eine ansteigende Konzentration zeigt. Die Injektion wird dem Patienten beigebracht, er kann sie ohne weiteres und ohne Komplikationen selbst durchführen. Da kaum Nebenwirkungen auftreten außer einer anfänglichen Rötung an der Injektionsstelle, handelt es sich um eine sehr sichere Therapie.

Die Mistelsorte wird gemäß den Richtlinien zur Durchführung der Misteltherapie des jeweiligen Herstellers gewählt, diese Richtlinien sind von dort anzufordern. Beim ISCADOR® wählen wir zum Beispiel aus empirischen Gründen das ISCADOR® M (Apfelbaummistel) für die Therapie **weiblicher Karzinome** einschließlich dem Mammakarzinom. Zur Therapie **männlicher Karzinome** einschließlich dem Prostatakarzinom wählen wir ISCADOR® Qu (Eichenbaummistel).

Diese Wirtsbaumwahl hat sich in Jahrzehnten therapeutisch bewährt. Der Anfänger sollte mit dieser Zuteilung anfangen, bei einer fehlenden subjektiven oder immunologischen Wirksamkeit kann auf andere Wirtsbäume übergegangen werden.

Es ist die Einteilung der Wirtsbäume eigentlich sehr leicht zu merken: Für die gängigen Karzinome bei weiblichen Patienten ISCADOR® M, bei männlichen Patienten ISCADOR® Qu. Ausnahme (und keine Regel ohne Ausnahme) ist die Behandlung des Mammakarzinoms der Patientin unter Chemotherapie, Hormontherapie oder Strahlentherapie oder einer Patientin im **Klimakterium**. Hier wird statt der Apfelbaummistel ISCADOR® M das ISCADOR® P eingesetzt.

Im Unterkapitel G) wird auf notwendige Laboruntersuchungen eingegangen.

bb) Basistherapie

Nach obligatorischer Durchführung der Initialtherapie wird entweder auf die **Basistherapie** oder die **Standardtherapie** übergegangen.

Unter der Basistherapie verstehen wir die Therapie mit den ISCADOR®-Präparaten M 5 mg spezial und ISCADOR® Qu 5 mg spezial.

Hierbei handelt es sich um Präparate mit einem sehr hohen Lektingehalt, der standardisiert ist. Hierzu wird jedoch der Gesamtextrakt der Mistelpflanze verwendet, durch Mischung von Säften mit besonders hoher Lektinkonzentration wird der definierte Lektingehalt erreicht. Es werden also nicht Einzelsubstanzen hinzugefügt oder entfernt, sondern durch eine Standardisierung des Lektingehaltes erreicht.

Dieser hohe Lektingehalt ist insbesondere dann angezeigt, wenn ein metastasierender Prozess vorliegt, wenn also neben einer immunstimulierenden Therapie auch der zytostatische Anteil der möglichen Mistelwirkung notwendig wird.

Vorschrift ist, dass vor Beginn der Basistherapie mit den ISCADOR®-spezial-Präparaten unbedingt zwei Serienpackungen 0, also die Initialtherapie mit dem jeweiligen Wirtsbaum, durchgeführt wird. **Ohne diese Vortherapie könnten diese sehr wirksamen Präparate zu starken Hautreaktionen beziehungsweise zu allergoiden Erscheinungen führen.**

Auch bei der ISCADOR®-Basistherapie wird dreimal wöchentlich subkutan in einem Winkel von 45° injiziert, nach jeweils 14 Injektionen wird eine Pause eingelegt, die individuell verschieden ist. Bei den ISCADOR®-spezial-Präparaten kann auf diese Pause verzichtet werden, wenn dies angezeigt erscheint.

Pragmatisch gehen wir in der Praxis so vor, dass wir erst dann mit Pausen beginnen, wenn das vorher gestörte Immunsystem des Patienten durch die Therapie wiederum in einem therapeutischen Normalbereich angekommen ist. Mögliche Therapiepausen betragen eine Woche nach 14 Injektionen, dies kann unter klinischer und immunologischer Kontrolle und abhängig vom Risikograd der onkologischen Erkrankung langsam auf zwei, drei oder vier Wochen Pause gesteigert werden.

Insgesamt gilt, dass mindestens ein Jahr lang intensiv therapiert wird, im zweiten und in den weiteren Behandlungsjahren können dann immer mehr Pausen eingelegt werden.

Insgesamt sollte die Therapie über fünf Jahre durchgeführt werden, wobei im fünften Jahr große Pausen eingelegt werden können, wenn der Aggressionsgrad der Erkrankung gering ist und die Immunwerte stabil geblieben sind.

cc) Standardtherapie

Während einschneidender onkologischer Therapien, wie zum Beispiel einer sehr starken Chemotherapie über lange Zeit, einer lang dauernden **Bestrahlungsbehandlung** oder einer entsprechenden **Hormonblockade**, kann es sinnvoll sein, auf eine andere ISCADOR®-Konzentration überzugehen, und zwar auf die so genannte Standardtherapie. Darunter verstehen wir den Einsatz der Serienpackung I und II der jeweiligen Mistelsorten, die bei der Serienpackung I eine ansteigende Dosierung bis 10 mg und in der Serienpackung II bis 20 mg aufweist.

Insbesondere unter Chemotherapie und Bestrahlung gelingt es hier gut, individuell die richtige Dosierung beim Patienten zu finden, wogegen die Basistherapie mit den Spezialpräparaten durch die immer gleiche Dosierung relativ starr ist.

Gerade unter Chemotherapie und Bestrahlungsbehandlung muss eine vorsichtige **Dosisanpassung** erfolgen; dem kann mit den verschiedenen Serienpackungen entsprochen werden.

Auch bei der Standardtherapie mit den Serienpackungen gilt, dass dreimal wöchentlich subkutan injiziert wird, zunächst bis das gewünschte subjektive oder objektive Erfolgsziel erreicht ist, dann können abhängig vom Malignitätsgrad der Erkrankung individuell Pausen eingelegt werden, die im Laufe der folgenden fünf Jahre immer weiter verlängert werden können.

Wenn wir dies zusammenfassen, erscheint die rationale Misteltherapie mit ISCADOR® sehr leicht. Es gilt nur Folgendes zu beachten:

1. Wählen Sie die Mistelsorte entsprechend dem weiblichen oder männlichen Patienten, mit Ausnahme der Mammakarzinom-Patientinnen im Klimakterium oder unter entsprechender Therapie.

2. Beginnen Sie mit der Initialtherapie, die obligatorisch ist und zwei Packungen Serie 0 der jeweiligen Mistelsorte enthält.
3. Entscheiden Sie, ob Sie auf die Basistherapie mit den ISCADOR®-spezial-Präparaten übergehen. Dies immer dann, wenn entweder der zytostatische Anteil der Therapie neben dem immunologischen Effekt groß sein soll oder wenn Sie den Weg einer unkomplizierten Behandlung wählen wollen.
4. Entscheiden Sie sich für die Standardtherapie mit den Serienpräparaten, wenn Sie die Dosierung der anderen onkologischen Therapie anpassen wollen und über mehr therapeutische Erfahrung verfügen.
5. Injiziert wird jeweils bei allen Formen dreimal wöchentlich subkutan mit einer möglichen Pause nach jeweils 14 Injektionen, die sich individuell nach dem Risiko des Patienten oder nach der Dauer der durchgeführten Behandlung richtet.
6. Planen Sie eine sehr intensive Therapie im ersten postoperativen Jahr, eine starke Therapie im zweiten postoperativen Jahr, danach reduzieren Sie die Therapieintensität durch Einlegung von Pausen. Therapieren Sie nicht über fünf Jahre, ohne Argumente für eine mögliche Regressprüfung zu haben.

Dieses Vorgehen ist einfach zu merken, leicht durchzuführen und nachzuvollziehen.

G Kriterien für die Therapiewahl

Es muss vor Beginn der Therapie festgelegt werden, welches individuelle Ziel wir für den Patienten erreichen wollen. Haben wir einen Patienten nach einer Operation vor uns, ohne dass eine Metastasierung vorliegt und können wir nach Lage der Dinge von einer R0-Resektion ausgehen, so kann aus der Durchführung bestimmter Blutuntersuchungen auf die Wirksamkeit der Misteltherapie geschlossen werden.

Liegt ein metastasierendes Stadium vor, ist es wichtig, durch rasche Steigerung der Misteltherapie zu einem immunologischen Ergebnis zu kommen, um zumindest das weitere Wachstum der Tumorerkrankung zu verzögern.

Liegt ein stark metastasierendes Stadium vor, sind Laboruntersuchungen unnötig, da wir uns an dem subjektiven Empfinden des Patienten orientieren, letztlich an seiner Lebensqualität.

aa) Subjektive Kriterien des Patienten

Hierunter verstehen wir immer eine Änderung des subjektiven Befindens. Dazu gehören eine Besserung des Allgemeinbefindens, eine Zunahme von Appetit und Gewicht, eine Normalisierung des Schlafes, der Wärmeempfindung und der Leistungsfähigkeit, eine Aufhellung der Stimmungslage und eine Besserung der psychischen Befindlichkeit mit Zunahme von Lebensmut und Initiativfähigkeit. Weiterhin eventuell eine Schmerzreduktion, die in der Praxis relativ häufig beobachtet werden kann.

Es ist also festzulegen, welche subjektiven Befindlichkeitsstörungen beim Patienten vorliegen. Die Stärke der Behandlung beziehungsweise der Injektionsrhythmus richtet sich dann nach der Besserung der subjektiven Empfindung.

Gerade in einem metastasierenden Stadium ist die Anregung des Appetites notwendig, da die Patienten anfangen, deutlich weniger zu essen, weil sie keinen Appetit mehr verspüren, vielleicht auch, weil die seelische Verfassung deutlich reduziert ist. Da die Tumorzellen jedoch einen hohen Stoffwechsel haben, fressen sie den Patienten förmlich auf; sie gewinnen den Kampf gegen den übrigen Organismus, weil sie ja der Gesamtorganisation entfallen sind und auf die Situation des Gesamtorganismus keine Rücksicht nehmen. Eine Besserung des Appetites eines schwer kranken Krebspatienten in dieser Situation führt deutlich zu einer erhöhten Widerstandsfähigkeit gegen die Krebskrankheit und zu einer Verlängerung der Überlebenszeit!

bb) Objektive Kriterien

Die subjektiven Kriterien reichen bei den meisten Patienten nicht aus, um die Wirksamkeit einer Misteltherapie zu überprüfen. Es ist jedoch so, dass viele Patienten sich sehr gut fühlen zu dem Zeitpunkt, an dem eine Metastasierung festgestellt wird. Viele wollen gar nicht glauben, dass hier eine Progredienz ihrer Erkrankung vorliegt, da sie sich ja »so gut fühlen«, wenn man beim Ultraschall zum Beispiel eine Lebermetastasierung feststellt. Hier muss man sie darauf aufmerksam machen, **dass es mit dem Beginn des Sich-schlecht-Fühlens bereits zu spät ist, weil dies eine deutliche und starke Ausbreitung der Tumorerkrankung auf den Gesamtorganismus anzeigt.**

Wir müssen also andere Kriterien finden, um herauszufinden, ob unsere Misteltherapie suffizient ist.

Leider ist es so, dass 95 Prozent aller Kollegen, die eine Misteltherapie durchführen, nach unserer Einschätzung keine Laboruntersuchungen vornehmen. Dies ist aus unserer Sicht unverständlich, da nur bestimmte Untersuchungen anzeigen können, ob dieser individuelle Patient wirklich auf unsere Therapie reagiert und ob die durchgeführte Therapie bezüglich ihrer Intensität überhaupt zum gewünschten Ergebnis führt.

In großen Untersuchungen kann nachgewiesen werden, dass bei Patienten nach Operation die Immunparameter relativ eng beieinander liegen und im Durchschnitt nach Überwindung der postoperativen Phase Normalwerte aufzeigen. Nach Durchführung von einschneidenden Therapiemaßnahmen wie Chemotherapie, Hormontherapie oder Bestrahlungsbehandlung klaffen jedoch die Immunparameter bei den einzelnen Patienten weit auseinander. Es lassen sich Patienten finden, die unter einem höchst stimulierten Immunsystem stehen trotz einer Hochdosis-Chemotherapiebehandlung, andere mit einem vergleichbaren Tumorstadium und einer vergleichbaren Behandlung können wiederum immunologisch völlig blockiert reagieren. Die Hoffnung, alle Patienten mit einem einfachen Schema immer gleich behandeln zu können, das heißt letztlich die Hoffnung, dass die Misteltherapie so »intelligent« ist, dass der Arzt nur verschreibt, das Medikament dann den Rest erledigen wird, ist eine Illusion und für den Patienten gefährlich. Alle unsere Patienten sind individuell verschieden in ihrer Reaktion auf die Therapie und in ihrer Reaktion auf all die Begleiterscheinungen in psychoonkologischer Sicht, die die Tumorerkrankung mit sich bringt. Sie müssen individuell angeschaut, therapiert und überwacht werden. Diese Immunüberwachung bringt einen deutlichen therapeutischen Benefit für unsere Patienten und damit eine Verbesserung der Überlebenszeit; für sie das einzige entscheidende Kriterium.

Laboruntersuchungen

In den vergangenen Jahrzehnten haben wir lange nach Laborkriterien gesucht, die uns einen Anhalt dafür bieten, nachzuweisen, dass unsere Therapie beim einzelnen Patienten wirklich wirkt. Über lange Jahre wurden umfangreiche Immununtersuchungen durchgeführt, die durch die Fortschritte der immunologischen Diagnostik zu immer umfangreicheren Laboruntersuchungen geführt haben, die immer teurer geworden sind. In den letzten Jahren haben wir ein Laborprogramm propagiert, das kostengünstig und einfach durchzuführen ist und uns anzeigen kann, ob die postulierte immunstimulierende Therapie wirklich eintritt.

Wichtig ist, dass jeweils vor Beginn einer Therapie die nachfolgenden Laboruntersuchungen vorgenommen werden, da nur aus der Veränderung der Blutwerte entnommen werden kann, ob der einzelne Patient tatsächlich auf die jeweilige Therapie reagiert und ob die gewählte Dosierung dem angenommenen Zielwert auch entspricht.

Wir machen also vor Beginn der Therapie, nach sechs Wochen zum zweiten Mal, nach weiteren sechs Wochen zum dritten Mal und dann nach jeweils drei Monaten die nachfolgenden Laboruntersuchungen, es sei denn, dass die Progression der Tumorerkrankung oder sehr stark immundepressive Therapien einen anderen Untersuchungsrhythmus erzwingen.

Die einfachste Methode der Misteltherapie-Überwachung besteht in der Durchführung eines großen Blutbildes. Hier handelt es sich um eine kostengünstige und effiziente Methode, wenn sie nach den folgenden Kriterien durchgeführt wird.

Bestimmt werden im großen Blutbild insbesondere die Leukozyten, Lymphozyten und eosinophile Granulozyten. Hierbei gehen wir von folgenden Zielwerten aus, wenn keine Chemotherapie, Bestrahlungsbehandlung oder Hormontherapie durchgeführt wird:

1. Leukozyten	6000
2. Lymphozyten	2000
3. eosinophile Granulozyten	400

Unter einer gleichzeitigen Chemotherapie, Bestrahlungsbehandlung oder Hormontherapie müssen die Zielzahlen wie folgt reduziert werden:

1.	Leukozyten	4000
2.	Lymphozyten	1500
3.	eosinophile Granulozyten	300

Die Leukozyten sind notwendig, weil wir damit die Gesamtzahl der Abwehrzellen bestimmen, unter denen sich ja auch die spezialisierten Abwehrzellen wie die Lymphozyten mit all ihren Untergruppen (T-Helfer-/T-Supressorzellen und weitere Untergruppen) befinden. Die eosinophilen Zellen sind in den letzten Jahren zunehmend in den Blickpunkt der onkologischen Forschung geraten, es handelt sich hier wohl um archaische Abwehrzellen, die eine starke Bedeutung in der Regulation immunologischer Vorgänge haben, zusätzlich durch ihre Toxine Tumorzellen abtöten und Abwehrzellen anlocken können. Wie schon ausgeführt, zeigt die Bluteosinophilie zusammen mit einer Gewebseosinophilie im Tumorgewebe eine günstige Prognose für den Patienten an, dies ist an verschiedenen Tumorarten nachgewiesen.

Die Durchführung eines Differentialblutbildes ist häufig während einer onkologischen Therapie sowieso notwendig, sodass keine zusätzlichen Kosten anfallen. Die entstehenden Kosten von ca. 1,50 Euro sind auch bei reduzierten Laborbudgets tragbar.

Sie werden feststellen, dass eine große Anzahl Ihrer Krebspatienten unter einer Leukopenie und einer Lymphopenie leidet, weiterhin unter einer stark reduzierten Anzahl der eosinophilen Granulozyten. Dies ist zum einen dadurch bedingt, dass dieser individuelle Patient ja unter einer immundepressiven Situation gelebt hat und sich so seine Krebserkrankung entwickeln konnte, zum anderen zeigt jedoch auch die onkologische Therapie, zum Beispiel die Chemotherapie, einen stark reduzierenden Effekt auf all die genannten Abwehrzellen.

Immunologische Untersuchungen

Unsere eigenen immunologischen Untersuchungen in den letzten zehn Jahren haben gezeigt, dass große Immununtersuchungen eingespart werden können, wenn man den Interleukin-II-Rezeptor bestimmt (IL-II-R). Hierbei handelt es sich um eine immunologische Untersuchung, die isoliert, das heißt ohne Durchführung des gesamten immunologischen Programmes, von jedem größeren Labor durchgeführt werden kann und die anzeigt, wie viele immunologische Abwehrzellen gegen maligne Zellen vorhanden sind.

Es gibt zwei Laborvarianten für die Durchführung dieses Testes. Laborvariante 1 gibt einen Normbereich von 1050 bis 4800 an, Laborvariante 2 einen Normbereich von 300 bis 900. Im ersteren Falle streben wir einen Zielwert von 2500, in der zweiten Variante einen Zielwert von 700 an.

Auch hier ist es wichtig, diese immunologische Untersuchung vor Beginn der Misteltherapie, nach sechs Wochen und dann jeweils nach drei Monaten durchzuführen und die entsprechende Stärke der Therapie bezüglich der Misteltherapie dann individuell beim Patienten zu wählen.

Sollten unter einer Therapie mit ISCADOR® die Leukozyten, Lymphozyten, eosinophilen Granulozyten und der Interleukin-II-Rezeptor nicht ansteigen, muss im Falle der Basistherapie die Sorte gewechselt werden, das heißt zum Beispiel von ISCADOR® Qu 5 mg spezial auf ISCADOR® M 5 mg spezial oder umgekehrt. Sollte auch dies zu keinem Erfolg führen, sollte auf die Serienpackung, also die Standardtherapie zunächst mit Serie I, eventuell nachfolgend mit Serie II gewechselt werden. Sollte auch dies zu keinem Erfolg führen, wird auch hier die Sorte gewechselt, so zum Beispiel von ISCADOR® M auf ISCADOR® Qu oder ISCADOR® P.

Im Falle einer durchgeführten Standardtherapie mit der Serienpackung ISCADOR® I wird auf die Serienpackung II gewechselt; auch hier gilt wieder, dass ein mangelnder Erfolg zum Wechseln der Sorte führt, wobei dann wiederum auf die Serie I zurückgegangen werden muss.

Es gilt also zu beachten, dass beim Wechseln der Sorte wieder so angefangen werden muss, wie wir jede Misteltherapie anfangen, also mit der Serie 0, nachfolgend die Serie I. Nur bei Patienten, bei denen die Zeit drängt oder die schon längere Zeit mit Mistelpräparaten behandelt worden sind, kann in Ausnahmefällen auf die Serie 0, also die Initialtherapie, verzichtet werden.

Mit diesen Laboruntersuchungen gelingt es eigentlich immer, abzuschätzen, ob unser individueller Patient tatsächlich auf die gewählte Misteltherapie reagiert. Sollte letztlich unter einer ISCADOR®-Therapie kein Erfolg zu erzielen sein, bleibt zu überlegen, ob der Hersteller gewechselt werden sollte, also zum Beispiel auf ein anderes Mistelpräparat eines anderen Herstellers übergegangen werden soll, da alle Mistelpräparate unterschiedlich hergestellt werden bezüglich des Extraktionsverfahren der Mistelinhaltsstoffe aus der Mistelpflanze. So unterscheiden sich die verschiedenen Mistelhersteller bezüglich der Mistelinhaltsstoffe auch bei gleichem Wirtsbaum. Wir gehen deshalb heute von 39 verschiedenen Mistelpräparaten aus, es gibt also genug Möglichkeiten, letztlich für den Patienten eine suffiziente Misteltherapie zu wählen, auch wenn dieses Verfahren aufwändig ist und durch weitere Tests abgekürzt werden kann, wie wir im nächsten Unterkapitel darstellen werden.

H Optional: Der pragmatische Weg – das Praxislabor Onkobrain®

In den vergangenen Jahren haben wir nach einer Möglichkeit gesucht, den oft langwierigen Weg abzukürzen, der benötigt wird, um eine immunologisch suffiziente und individuelle Misteltherapie für unsere Patienten zu finden.

Wir haben hierfür zwei Laboruntersuchungen entwickelt, die in unserem Praxislabor Onkobrain® durchgeführt werden (Adresse und Kriterien siehe Anhang).

1. Der Misteldifferenzierungstest (MDT)

Dieser Test wird zur Bestimmung des individuell wirksamen Mistelpräparates gemacht, die genaue Durchführung ist der Literatur zu entnehmen (siehe Literaturverzeichnis, R. Wagner, »Der Misteldifferenzierungstest«).

Unter 39 verschiedenen Mistelpräparaten kann an der Reaktion der eosinophilen Granulozyten auf den Reiz mit einem bestimmten Mistelpräparat geschlossen werden, **welches der 39 Mistelpräparate beim individuellen Patienten am besten immunstimulierend wirken kann**. Dieser Test wird seit mehr als zehn Jahren durchgeführt, er hat sich als pragmatischer Weg in der Praxis bewährt und zeigt mit einer Trefferquote von rund 85 Prozent bei einer Vielzahl unserer Patienten an, welches Präparat schnell zum gewünschten Erfolg führt. Dieser Weg ist oft dann notwendig, wenn zum Beispiel ein Pankreaskarzinom vorliegt und nicht viel Zeit besteht, durch langwierige Versuche das Präparat herauszufinden, das nun wirklich noch dem Patienten wenigstens subjektiv eine Linderung seiner Beschwerden bringen kann.

Es handelt sich, genauso wie bei dem zweiten Test, um eine privatärztliche Leistung, die in der Regel von den privaten Kassen, nicht jedoch von den gesetzlichen Krankenkassen übernommen wird, wobei er effektiv ist und zu einer Kosteneinsparung führen kann, weil die Verordnung eines nicht wirksamen Mistelpräparates die gesetzlichen Krankenkassen auch mit einer Summe von bis zu 500 Euro pro Jahr Therapie belastet.

2. Der Eosinophilen-Funktionstest (EFT)

Dieser Test zeigt uns die Immunfunktion an und wird wie Schulnoten bewertet von der Note 1 = sehr gut bis Note 6 = sehr schlecht, wobei das therapeutische Ziel mit einem Wert zwischen 1 und 2,5 angegeben wird.

Es hat sich gezeigt, dass solche Funktionstests sehr viel wichtiger sind als die Anzahl vorhandener Immunzellen. Wir haben früher mindestens 25 Prozent unserer Patienten gesehen mit einem zunächst schlechten und unter Therapie sehr ausgeglichenen Immunstatus, trotzdem trat dann ein Rezidiv oder eine weitere Metastasierung ein, obwohl wir doch alle Kriterien der immunologischen Stimulation sorgfältig erfüllt hatten.

Durchgeführte Funktionstests zeigen dann zum Beispiel bei solchen Patienten, dass nur die Anzahl der Immunzellen gesteigert werden konnte, nicht jedoch deren Funktion. Es ist dann letztlich gleichgültig, ob 1000 oder 5000 nicht funktionierender Immunzellen vorliegen, und es ist sehr viel sinnvoller, wenige, aber sehr stimulierte und funktionsfähige Immunzellen zu besitzen, als eine Vielzahl inkompetenter Zellen, die nicht ihre Aufgabe, Tumorzellen anzugreifen, erfüllen können.

Der pragmatische Weg in der Praxis führt also von der Durchführung des Misteldifferenzierungstests mit der Auswahl des entsprechenden Mistelpräparates zur Bestimmung des Differentialblutbildes und des Interleukin-II-Rezeptors, wobei die Anzahl der Abwehrzellen bestimmt werden kann und durch die Bestimmung des EFT-Tests auch die Immunfunktion untersucht werden kann.

Nach durchgeführtem MDT, hoch stimuliertem Interleukin-II-Rezeptor, deutlichem Ansteigen der Leukozyten, Lymphozyten und eosinophilen Granulozyten bei einem guten EFT-Wert haben wir eine höchste Korrelation mit dem klinischen Zustand des Patienten, der mit über 85 Prozent als richtig angegeben werden kann.

Eine **bessere Korrelation von Blutuntersuchungen** mit dem tatsächlichen Zustand des Patienten **haben wir bislang nicht finden** können, im Gegenteil zeigen diese Immununtersuchungen in einer deutlichen Anzahl von Fällen früher ein mögliches Rezidiv oder einen Rückfall an als die Bestimmung von Tumormarkern. Sie geben jedoch die Gelegenheit, zu reagieren, die Therapie umzustellen oder nach dem Rezidiv zu fahnden und damit die Möglichkeit, rechtzeitig auf Veränderungen reagieren zu können und nicht immer mit der onkologischen Therapie der Diagnostik weit hinterherzuhinken.

Die häufig geäußerte Meinung, dass es völlig gleichgültig sei, ob eine oder fünf Lebermetastasen oder ob eine oder fünf Lungenmetastasen oder eine oder viele Knochenmetastasen vorliegen, ist nach unserer Meinung falsch und für den Patienten gefährlich.

Die frühzeitige Diagnostik eines Rezidives oder einer möglichen Metastasierung bietet verschiedene Möglichkeiten der Therapie. Erwähnt werden soll nur zum Beispiel die Lasertherapie von isolierten Lebermetastasen, die jedoch nur bis 5 cm Größe möglich ist, die Elektroablation von Lungenmetastasen, die jedoch an eine bestimmte Größe gebunden ist, oder aber auch die Effizienz einer Bisphosphonat-Therapie bei Knochenmetastasen. Bei der zuletzt genannten kann eine solche Therapie eingesetzt werden auch zur Vermeidung pathologischer Skelettereignisse, nicht nur für die subjektive Therapie entsprechender Knochenschmerzen, aber nur dann, wenn entsprechend frühzeitig die Diagnose gestellt worden ist.

6. Kommunikationstraining

Nach Abitur, langjährigem Studium und langjähriger klinischer Ausbildung sind wir trotz der Vielzahl der Dinge, die wir gelernt haben, in vielen Aspekten nicht für eine Tätigkeit in der Praxis vorbereitet.

Plötzlich sollen wir betriebswirtschaftlich denken können und abschätzen lernen, welche finanziellen Mittel wir für die Einrichtung der Praxis einsetzen können und ob in dem von uns gewählten Fachgebiet und in dem von uns gewählten Praxisgebiet überhaupt eine tragfähige Praxis aufgebaut werden kann. Wir sollen lernen, Mitarbeiter zu begeistern und zu führen und für diese Mitarbeiter Vorbild sein, wir sollen mit Patienten und deren Angehörigen in schwierigen Situationen bei potenziell tödlich endenden Erkrankungen kommunizieren können, Patienten aufklären, trösten, begleiten und oft mit negativen Ergebnissen konfrontieren können.

Unser Universitätsstudium und unsere klinische Ausbildung bereiten uns nur ungenügend auf diese Aufgabe vor, und die Vorstellung, dass unsere Mitarbeiterinnen und wir das »schon irgendwie hinbekommen« werden, ist oft trügerisch.

Amerikanische Untersuchungen haben gezeigt, dass diejenigen Ärzte, die besser kommunizieren können als ihre Kollegen, wesentlich seltener von Patienten verklagt werden. Auch wenn die amerikanische Streitkultur noch nicht ganz bis zu uns durchgedrungen ist, zeigt sich darin doch, dass die Vermittlung schwieriger Inhalte für den Patienten wichtig ist und bei Kommunikationsstörungen das erste Misstrauen schon gesät wird.

Für den Patienten ist es wesentlich und durch die Kommunikationsfähigkeit des Arztes bestimmt, ob er die für eine Genesung erforderlichen Verhaltensänderungen tatsächlich vornimmt, die dafür benötigte Einstellung gewinnt und alles dafür Erforderliche dann auch durchführt.

Es gibt Ärzte, die über ein ganz hervorragendes Wissen verfügen, deren Erfolge in der Praxis jedoch minimal sind, während andere, deren medizinische Grundqualitäten als eher dürftig einzustufen sind, einen sehr viel besseren Erfolg haben, weil sie sich auf die Bedürfnisse der Patienten besser einstellen können und gut kommunizieren können.

Dies ist zwar ungerecht, entspricht aber leider der Realität und zwingt uns dazu, uns darüber Gedanken zu machen, wie wir unsere Kommunikation mit unseren Mitarbeitern, mit unserem Team und mit unseren Patienten verbessern können. Dafür bedarf es zunächst einmal eines Wissens, das dann in der tagtäglichen Praxis umgesetzt werden muss.

A Mitarbeiter-Team

Um eine kommunikative Kompetenz in der Praxis zu erreichen, bedarf es folgender Kriterien:

1. Der Praxisinhaber bedarf einer **Vision**, das heißt, er muss ein Ziel haben, was er in und mit der Praxis durchführen will, zum Beispiel an Krebs erkrankten Patienten beizustehen. Die Vision des Arztes darf nicht nur das Geldverdienen sein; dies wäre ein Kriterium, das für die Angestellten und für die Mitarbeiter keine Vorbildfunktion hätte und keinen mitreißenden Charakter für das gesamte Team haben könnte. Die Vision ergibt sich aus der Gesamtheit der Lebenserfahrungen, aus der Gesamtheit der therapeutischen Erfahrungen und aus der Grundentscheidung, die Klinik zu verlassen und – auf sich allein gestellt – zu versuchen, optimal für den Patienten tätig zu sein.

2. Ohne ein **Team** lässt sich diese Vision nicht verwirklichen. Wir sind auf unsere Mitarbeiterinnen in der Praxis angewiesen, die uns zahlreiche Dienstleistungen abnehmen, die weit mehr mit den Patienten kommunizieren, als wir es tun, und die für die Gesamtatmosphäre der Praxis mitverantwortlich und höchst entscheidend sind.
3. Ein verantwortliches Team kann nur dann entstehen, wenn nicht einer sagt, wo es langgeht, sondern wenn eine **Rückmeldung** vom gesamten Team gefordert wird. Dies muss in Team-Sitzungen geschehen, und Rückmeldungen der Mitarbeiter dürfen nicht als Störung, sondern müssen als Anregung für Veränderungen aufgefasst werden.
4. Der Arzt als Leiter der Praxis hat eine **Vorbildfunktion**. Viele Ärzte glauben, dass sie ein Vorbild seien, und müssen in Team-Sitzungen feststellen, dass dies nicht immer der Fall ist. Vorbild zu sein muss täglich neu erkämpft werden. Vorbildfunktion kann man haben in Bezug auf Freundlichkeit, Pünktlichkeit, Zuverlässigkeit, Kompetenz, aber auch in Bezug auf den Umgang mit Patienten und Mitarbeitern.
5. Selbstverantwortung: Wenn wir unsere Mitarbeiter richtig einsetzen und von ihnen Eigeninitiative erwarten, müssen wir ihnen – nach ihrem Ausbildungsstand – **Eigenverantwortung** übergeben und müssen es auch ertragen, dass einmal etwas nicht optimal erledigt wird, was dann zu einer Lernfunktion umgemünzt werden muss. Die Selbstverantwortung und Eigeninitiative führen jedoch dazu, dass gute Ideen, die bei jedem unserer Mitarbeiter vorhanden sind, zum Nutzen der Patienten und der Praxis eingesetzt werden können und nicht unterdrückt werden, weil sie als Störung des Praxisablaufs erlebt werden.
6. Ganz wichtig ist jedoch hierbei die **Kontrolle**, da wir letztlich gegenüber den Patienten und den Krankenkassen als verantwortlich gelten. Wir können dann die Verantwor-

tung nicht auf unsere Mitarbeiter abwälzen, sondern müssen durch Ausbildung unserer Mitarbeiter und durch deren Kontrolle sicher sein, dass eine effiziente Diagnostik und Therapie und Betreuung der Patienten gewährleistet ist. Es müssen deswegen Kriterien für die Kontrolle, die auch für die Mitarbeiter einsichtig sind, geschaffen werden. In Praxen mit Computerprogramm bietet sich zum Beispiel die Durchsicht des Tagesprotokolles durch eine Arzthelferin und die Gegenkontrolle durch den Arzt an, um nach einem vollen Arbeitstag, vielleicht unter Stress, Hetze und Grippewelle, zu kontrollieren, ob nichts vergessen worden ist bezüglich Diagnostik und Therapie oder bezüglich wichtiger Mitteilungen an den Patienten, aber auch, ob die Abrechnung, unsere finanzielle Basis, richtig durchgeführt wurde.

Generell gilt für die Kommunikation in der Praxis die Aussage von Professor Wolfgang Wesiack, emeritierter Ordinarius der Universitätsklinik für medizinische Psychologie und Psychotherapie in Innsbruck, der einmal gesagt hat, dass er seinen Studenten immer den Rat gegeben habe: »Nehmen Sie die Watte aus den Ohren und stecken Sie sie in den Mund!« Gemeint ist damit, das **Zuhören** zu lernen, sowohl das Zuhören unseren Mitarbeitern gegenüber, die uns Wesentliches zu sagen haben, Wesentliches auch mitzuteilen haben in ihrer Beobachtung unserer Patienten, aber auch das Zuhören bezüglich der Nöte und Sorgen unserer Patienten, wobei wir unsere »Sprechzimmer« eigentlich in »Zuhörzimmer« umwandeln sollten.

Wir müssen lernen, strukturiert zuzuhören. Leider lässt es die Situation in unseren kassenärztlichen Praxen nicht zu, dass wir bei jedem Patienten allzu lange zuhören können.

B Kommunikation mit den Patienten und Angehörigen

Die zwischenmenschliche Kommunikation besteht aus ausgetauschten verbalen und nonverbalen Botschaften:

- **Verbales:** das gesprochene Wort
- **Intonation:** Tonhöhe, Tonfall und Satzmelodie sowie die stimmliche Modulation, das Flüstern, das Crescendo bei Zorn oder Besorgnis bis hin zu herzlichen Tönen bei Interesse und Freundlichkeit oder die mehr tonlose Aussprache bei Trauer und Verzweiflung können die Information, die ausgetauscht wird, signifikant verändern.
- **Paralinguistik:** Darunter verstehen wir nonverbale Geräusche oder Äußerungen, so zum Beispiel scharfes Einatmen bei Erstaunen, scharfes Ausatmen bei Erleichterung oder vielsagendes Räuspern.
- **Kinesik:** Darunter wird die gesamte Bewegung, Mimik, Körperhaltung und Gestik, die Körpersprache insgesamt verstanden. Dem wollen wir einen eigenen Exkurs (Kapitel 8) widmen.

Ganz wichtig sind im Umgang mit unseren Patienten, dies gilt sowohl für uns Ärzte als auch für unsere Mitarbeiterinnen, folgende Kommunikationsformen:

- **Freundlichkeit:** 80 Prozent unserer Patienten lassen sich durch die Freundlichkeit oder Unfreundlichkeit unserer Mitarbeiterinnen beeinflussen. Bei Befragen geben 80 Prozent der Patienten an, dass sie einen Praxiswechsel deshalb vornehmen, nicht weil sie etwa mit der Kompetenz oder der Freundlichkeit ihres zuständigen Arztes unzufrieden wären, sondern weil sie immer wieder auf unfreundliche Helferinnen stoßen, die in vielen Situationen Unverständnis für die Situation des Patienten zeigen und von denen sie sich nicht angenommen fühlen. Es hängt also auch der wirtschaftliche Erfolg einer Praxis von der Freundlichkeit unserer Mitarbeiter ab.

- **Fachausdrücke sollten vermieden** werden. Wir sollten lernen, Sachverhalte so anschaulich darzustellen, dass Patienten tatsächlich damit etwas anfangen können. Er kann zum Beispiel nicht aus der Mitteilung eines erhöhten Tumormarkers darauf schließen, was dies in aller Konsequenz für ihn bedeuten könnte. Fachausdrücke schaffen eine Distanz, die schnell unüberbrückbar ist und zu Unverständnis und Missverständnissen führt.
- **Niemals eine Befehlssprache!** Sie verbietet sich im Umgang mit unseren Patienten. Es sind nur wenige Ausnahmesituationen denkbar, wo dies notwendig wäre.
- **Verständnis für die Situation des Patienten**. Überlegen Sie, wenn Sie selbst bei einem Arzt auf einen Termin warten, nach wie viel Minuten Wartezeit Sie unruhig werden. Bei mir persönlich beginnt das spätestens nach fünf Minuten, wobei die Wartezeit in unserer Praxis leicht auch einmal eine Stunde betragen kann. Es bedarf dann einfach der kurzen Erklärung den Patienten gegenüber, warum diese Wartezeiten in einer onkologisch orientierten Praxis unvermeidbar sind, um das Verständnis für die Situation zu wecken. Nur unwirsch auf Beschwerden zu reagieren und zu sagen: »Das ist halt so!« oder »Das lässt sich nicht ändern!«, führt zur Verärgerung des Patienten mit entsprechenden Konsequenzen. Es dauert nicht viel länger, kurz den Patienten darzulegen, warum die Terminplanung heute nicht eingehalten werden kann. Es empfiehlt sich manchmal auch, die Mitarbeiterinnen in bestimmten Abständen in das Wartezimmer zu schicken mit der Botschaft, dass eine Wartezeit aus bestimmten Gründen eingetreten ist, die außerhalb unserer Kompetenz liegt und in der Zuwendung für einen schwer erkrankten Patienten zu suchen ist.

Insgesamt sind in dem englischen Wort C-A-R-E vier kommunikative Fähigkeiten assoziiert, die für die Kommunikation mit Patienten wichtig sind. Comfort – Acceptance – Responsiveness – Empathy.

1. **Comfort** – Der englische Begriff Comfort beschreibt die Fähigkeit, mit emotionsgeladenen Inhalten gelassen umzugehen, also zum Beispiel über Themen wie Tod oder Sexualität mit den Patienten reden zu können, ohne dabei verlegen zu werden. Patienten merken sehr schnell, dass ihrem Gegenüber das Thema nicht unangenehm ist; die positive Gelassenheit überträgt sich auf sie, und sie sprechen über Dinge, die sie sonst verschwiegen hätten, die aber für ihr aktuelles Problem von zentraler Bedeutung sind. Es bedarf aber einer Ausbildung und einer Eigenkontrolle, um gelassen zum Beispiel über das Thema Sexualität sprechen zu können.
2. **Acceptance** – Gemeint ist hierbei die Fähigkeit, die von den Patienten ins Gespräch eingebrachten Gefühle und Einstellungen zu akzeptieren und die Kommunikation nicht damit zu belasten. Es geht dabei um mit der Erkrankung verbundene Gefühle, die bei uns Ärzten leicht zu Reizbarkeit oder Verärgerung führen können, wie irrationale Ängste, Misstrauen, Wut, Ungeduld, starke Zurückhaltung, Anspruchsdenken oder Apathie.
   Als aktuelles Beispiel mag dienen, dass es bei einem Patienten, der massiv unter Ängsten in einem metastasierenden Stadium bei einem stark fortgeschrittenen Kolonkarzinom mit einer Polymetastasierung litt, gelungen war, einen sehr quälenden Hustenreiz und Verkrampfungen im Zwerchfellbereich medikamentös zu lösen und die Panikstörung, die damit verbunden war, völlig zum Verschwinden zu bringen. Bei mir stellte sich eine Erleichterung ein, dem Patienten so gut geholfen zu haben, und ich konnte

nur mühsam meine innere Wut darüber unterdrücken, dass ihm sofort etwas Weiteres einfiel, das ihn massiv beeinträchtigte, wodurch es zu neuen Panikstörungen kam. Obwohl der Patient eigentlich eine aktive Sterbehilfe wünschte, die natürlich nicht gegeben werden konnte, beklagte er sich, dass er mit zunehmender Schwäche immer schlechter reden könne, und geriet in Panik darüber, was passieren würde, wenn er einige Tage der ihm noch verbleibenden Zeit, die er sich ja möglichst kurz wünschte, nicht mehr würde sprechen können, da ein vergrößerter Lymphknoten auf den entsprechenden Nerv drückte.
Professionell ist es in einer solchen Situation, dem Patienten die Akzeptanz zu vermitteln, dass auch dieses Problem wieder lösbar sein wird, und ihm zum Beispiel klarzumachen, dass viele Menschen, die stumm sind, ihr ganzes Leben nonverbal kommunizieren müssen und auch ihm das bei der guten nonverbalen Kommunikation mit seiner Ehefrau für die letzten Tage gelingen würde.

3. **Responsiveness** – Dieser Begriff beschreibt die Fähigkeit, auf indirekte oder unvollständige Botschaften sensibel zu reagieren. Oft geben uns die Patienten versteckte Hinweise, über welche Themen sie eigentlich gern sprechen würden, zum Beispiel über die Sexualität, und es bedarf manchmal eines sehr sensiblen Reagierens, dies zu erkennen und ein Gespräch in diese Richtung zu ermöglichen.
4. **Empathy** – Wir neigen dazu, in Alltagssituationen unseren Gefühlen freien Lauf zu lassen und vehement und deutlich auf Äußerungen unseres Gegenüber zu reagieren. Wenn wir einem schwer erkrankten Patienten jedoch sagen: »Ich weiß, wie Ihnen zumute ist«, so ist es meistens nicht die Wahrheit, weil wir es doch nicht völlig wissen, und der Erfolg der Selbsthilfegruppen, wo Patienten auf andere Patienten stoßen, die nun die gleichen Erfahrungen durchgemacht haben, muss uns hier zu denken geben.

Es gilt deshalb, aus Erfahrung und Intuition Gefühle von Patienten zu erahnen und Verständnis zu signalisieren und zu versuchen, dafür die richtigen Worte zu finden, ohne dass das Mitleid zum Beispiel für Patienten offen zur Schau gestellt wird, weil dies viele Patienten abschreckt, Weiteres mitzuteilen.

Am schwierigsten empathisch zu begleiten ist wahrscheinlich die Erfahrung des bevorstehenden Todes. Dies nicht nur deshalb, weil es über diese Erfahrung keine retrospektiven Beschreibungen gibt, sondern auch wegen des inneren Widerstandes, sich in den sterbenden Patienten hineinzuversetzen.

CARE umzusetzen und über die tagtägliche Arbeit zu schreiben, stattet den Arzt jedoch mit dem nötigen Rüstzeug aus, alle gesundheitlichen Probleme der Patienten einschließlich der affektiven Dimension genauso professionell anzugehen wie die physischen Aspekte.

C Kommunikationshindernisse

Im Folgenden wollen wir die wichtigsten Kommunikationshindernisse beschreiben.

1. Zeitknappheit

Wie wir im Vorwort schon ausgeführt haben, steht uns in der onkologisch orientierten Praxis immer weniger Zeit für die Kommunikation mit dem Patienten zur Verfügung. Das Zeitbudget ist knapp bemessen, wobei es nach unserer Ansicht darauf ankommt, **wie** wir mit dieser Zeit umgehen. Hierfür werden wir im Kapitel 14 ein Programm vorstellen, das den Umgang mit der Zeit in der Sprechstunde strukturiert und zu begrenzen hilft.

Nach Untersuchungen benötigt ein Patient im Durchschnitt zwei Minuten, um seine aktuellen Beschwerden darzulegen. Eigentlich müsste es doch möglich sein, in relativ kurzer Zeit darauf einzugehen und zu einer effektiven Therapie oder zu einem Diagnostikmanagement zu finden.

Natürlich benötigt man bei neuen Patienten mehr Zeit. Es ist von Vorteil, langjährige Patienten zu haben, bei denen man auf vorher gewonnene Informationen zurückgreifen kann.

Gewarnt werden soll jedoch davor, hier dann private Gespräche und Praxis zu vermengen, weil dies unmittelbar zum Zusammenbruch unseres Zeitmanagements führen muss.

Wichtig ist, sich für das erste Gespräch viel Zeit zu nehmen, um den Patienten zunächst mit seinen Sorgen und Nöten wahrzunehmen. Bestimmte Kriterien helfen uns, ihm den Eindruck zu vermitteln, dass diese erste Zeit ganz ihm gewidmet ist und nicht gestört werden darf.

Dazu ist es notwendig, dass während der Sprechstunde nicht telefoniert wird, auch wenn man sich bei den Patienten den Eindruck einhandelt, dass der Doktor telefonisch schwer erreichbar ist. Besser ist es, nach Abschluss eines Gespräches einen anderen Patienten zurückzurufen.

Einem Patienten den Eindruck zu geben, man könnte eine Stunde mit ihm verbringen, um ihn doch in fünf Minuten zufrieden zu stellen, ist eine unschätzbare Gabe und von einem viel größeren Nutzen, als eine halbe Stunde mit ihm zu sprechen und ihm dabei das Gefühl zu vermitteln, er stehle einem kostbare Zeit.

Trotz allen Zeitmanagements gibt es Patienten, die wirklich viel Zeit in der Praxis beanspruchen, vielleicht weil sie einsam sind und im Arztbesuch ein willkommenes Ventil zur Aussprache sehen, vielleicht weil es sich um geborene Schwätzer handelt, die jede Begegnung in einen selbst inszenierten Monolog verwandeln, vielleicht liegen andere Gründe vor, die nicht genau zu eruieren sind. Wichtig ist dann, dass unsere

Mitarbeiter diese Patienten kennen und ihnen zum Beispiel einen Termin am Ende der Vormittags- oder der Nachmittagssprechstunde geben, niemals jedoch den ersten Termin der Vormittagssprechstunde, den natürlich viele gern haben wollen, weil er meistens mit nur kurzer Wartezeit verbunden ist, der aber sensibel ist, weil bei einer Zeitverschiebung nicht nur ungeduldige Patienten über uns wütend sind, sondern auch hungrige, die nüchtern zur Untersuchung bestellt sind!

2. Probleme mit menschlichem Leid und Tod

Im Rahmen unserer Arbeit sehen wir viel menschliches Leid. Wir müssen lernen, uns vor dem damit verbundenen emotionalen Stress zu schützen, wobei es immer eine Gratwanderung ist, bis zu einem bestimmten Punkt mit dem Patienten zu leiden. Viele Patienten berichten, insbesondere von Klinikambulanz-Sprechstunden, dass sie den Eindruck hätten, dass die Mitteilung zum Beispiel von Lebermetastasen dem behandelnden Arzt, der nur kurzfristig in der Ambulanz tätig ist, nicht sehr nahe geht und es sich mehr um einen Verwaltungsakt handeln würde. Auf der anderen Seite dürfen wir nicht zu sehr mitleiden, weil dieser emotionale Stress unsere Erholung beeinträchtigt und auch die Fähigkeit, objektiv sehen und dem Patienten weiterhelfen zu können.

Um sich selbst von den mit schwerer Krankheit und Tod verbundenen schmerzlichen Gefühlen abzugrenzen, erliegen viele Kollegen unbewusst der Versuchung, Gespräche über belastende Gefühle zu vermeiden und in ihrer Arbeit eine eher distanzierte und unpersönliche Haltung einzunehmen. So werden als Vermeidungsstrategien insbesondere die Beschränkung auf nicht-emotionale Themen, die Ablenkung von emotionalen Themen, das Herunterspielen von Gefühlen, das Beruhigen, um Gefühle zuzudecken, das Lenken des

Gesprächs durch suggestive Fragen und die Aufmunterung mit Floskeln und Platitüden verstanden.

Patienten mit schweren Erkrankungen spüren jedoch häufig ihren bevorstehenden Tod und merken sehr rasch, dass man sie mit Unwahrheiten oder Beruhigungsformeln abspeist; sie ziehen sich dann in sich zurück in die Isolation und verlieren das Vertrauen. Sie werden allein gelassen in einer Situation, in der sie wirklich einen Arzt und nicht einen Mediziner an ihrer Seite bräuchten, um menschenwürdig die Zeit verbringen zu können, die ihnen noch bleibt.

Das damit verlorene Vertrauen lässt sich nicht wiedergewinnen. Es ist deshalb notwendig, sich mit den Fragen des menschlichen Leides und Todes auch selbst zu beschäftigen, zum Beispiel durch Studium der Bücher von Elisabeth Kübler-Ross, die uns Wesentliches über die fünf Phasen der emotionalen Reaktionen beim Sterbeprozess mitgeteilt hat. Es handelt sich um grundlegende Erkenntnisse, die die Reaktionen des Patienten zwischen Leugnung, Wut, verzweifelten Verhandlungsversuchen, Niedergeschlagenheit und Akzeptanz zeigen. Nur durch das Verständnis und die Kenntnis dieser Reaktionen können wir mit unseren schwer kranken Patienten überhaupt kommunizieren.

3. Trauer

Lernen Sie, die Trauer des Patienten zu verstehen, zu akzeptieren und sie auch in der Sprechstunde zuzulassen und nicht abzuwerten durch Gesprächsfloskeln, die ihn ablenken sollen.

Krebspatienten trauern über verlorene Lebenszeit, sie trauern über den Verlust eines Körperteils oder einer Körperfunktion, über den Verlust des Arbeitsplatzes und des damit auch verbundenen sozialen Status, und sie trauern über viele individuelle Dinge, die für sie einen großen Stellenwert hatten.

Diese Trauer mitzutragen wirkt unbedingt kommunikationsfördernd.

4. Probleme mit der Sexualität

Ein großes Kommunikationshindernis stellt unsere Inkompetenz dar, über Sexualität zu sprechen. Dies hat niemand von uns gelernt, und wir scheuen uns auch davor, unsere eigene Sexualität als Normalität darzustellen, da wir unsicher sind, ob alle Menschen Sexualität so erleben wie wir.

Da viele Patienten durch die onkologischen Therapien – Operation, Hormontherapie oder Chemotherapie – in ihrer Sexualität massiv beeinträchtigt sind bis hin zur erektilen Dysfunktion nach Operation eines Prostatakarzinoms, entsteht im Gespräch zwischen Patient und Arzt eine Leere, wenn nur physische Aspekte, wie zum Beispiel der letzte Tumormarker, angesprochen werden, nicht jedoch auch diese Seite zwischenmenschlicher Nähe und Beziehung.

Nach meinem Verständnis gehört die Kenntnis eines sexualmedizinischen Buches (siehe Literaturverzeichnis) zu den grundlegenden Erfordernissen, die in einer onkologischen Sprechstunde notwendig sind.

5. Eigene Ängste

Auch persönliche Ängste können die Kommunikation im Gespräch mit dem Patienten behindern. Dazu gehört die Angst vor Unzulänglichkeiten oder dem eigenen Versagen, das heißt der Angst davor, bei einem Patienten etwas zu versäumen. Bei der Differenziertheit der heutigen onkologischen Therapie ist es keine Schande für einen Arzt, entweder dem Patienten mitzuteilen, dass man genauere Erkundigungen über eine mögliche Therapie einholen muss, ihn an einen kompetenten Kollegen weiterzuüberweisen oder aber unter dem Vorwand der jetzigen Zeitknappheit einen weiteren Termin auszumachen, zu dem man dann entsprechend vorbereitet erscheinen kann.

Es ist eine irrige Überzeugung, dass Patienten von ihrem Arzt ständig und sofort eine Antwort auf all ihre Probleme und Fragen erwarten würden; niemand kann in der heutigen Zeit eine solche Kompetenz besitzen. Viele Patienten schätzen es, dass ihr Arzt sich für die ungelösten Fragen engagiert und ihnen einen neuen Termin anbietet.

D Kommunikation mit Sterbenden

Die Kommunikation mit sterbenden Patienten stellt die größte Herausforderung an uns dar, und zwar auf allen Ebenen.

Zu beachten ist insbesondere, dass ab einem bestimmten Augenblick viele Patienten gar nicht mehr wissen wollen, wie es um sie steht und wie lange sie noch zu leben haben oder wie ihre Prognose aussieht. Ich empfinde es geradezu als brutal, diesen Patienten dann ungefragt ihre Prognose mitzuteilen. Im Gegenteil ist es notwendig, hier selbstkritisch die eigene Wortwahl zu kontrollieren. Sätze wie »Bereiten Sie sich auf das Schlimmste vor« oder »Sie wissen doch, wie Ihre Prognose aussieht, dass Sie nicht mehr lange zu leben haben« sind wenig hilfreich, wenn der Anstoß für solche Äußerungen nicht vom Patienten selbst gegeben wird.

Es handelt sich bei vielen Patienten geradezu um einen Selbstschutz, nicht nach dem weiteren Verlauf der Erkrankung oder nach zeitlichen Dimensionen zu fragen. Sollte ein Patient doch die Frage nach der ihm verbleibenden Zeit stellen, so muss beachtet werden, dass niemals eine Zeit genannt werden kann. Keiner von uns würde ruhig auf seine Todesstunde zugehen, wenn er sie genau kennen würde. Und zum anderen haben wir schon Patienten erlebt, die zum Sterben aus der Klinik entlassen worden sind und bei guter Lebensqualität noch fünf Jahre gelebt haben. Andere wiederum haben wir gesehen, die mit einer zunächst scheinbar äußerst günstigen Prognose doch nach einem Jahr schon beerdigt wurden. Den individuellen Verlauf einer Krebserkrankung vermag niemand vorherzusagen.

In den meisten Fällen haben die Patienten eine Ahnung, wie es um sie steht, und sie erwarten vom Arzt eher eine Bestätigung dieser Ahnung als ein Abwiegeln. Sie erwarten vielmehr, dass wir ihnen helfen und ihnen sagen, **wie** sie vielleicht sterben werden. So ist es sehr hilfreich, zum Beispiel einem Patienten mit einer zu erwartenden terminalen Niereninsuffizienz klarzumachen, dass er vermutlich einfach einschlafen wird, genauso wie ein Patient mit einer ausgeprägten Lebermetastasierung durch die zunehmend mangelnde Entgiftungsleistung der Leber ruhig einschläft und keinen dramatischen Todeskampf zu erwarten hat.

Lassen Sie todkranke und sterbende Patienten aussprechen, was sie belastet, sind Sie aber nicht enttäuscht, wenn sie gar nicht sprechen mögen, weil sie vielleicht ganz andere Dinge bewegen.

Aktives Zuhören ist hier wie schon besprochen wichtig (»die Watte aus den Ohren in den Mund stopfen«). Manchmal erzählen einem Angehörige nach dem Tod des Patienten, wie hilfreich es dieser empfunden hat, dass der Arzt in manchen Situationen eigentlich bloß dasaß und zuhörte und der Kranke gar nicht wahrnahm, dass der Arzt sich innerlich komplett hilflos fühlte, aber durch sein Zuhören genau das Richtige in dieser Situation getan hat.

Wir versuchen immer, dem Patienten zu helfen, indem wir herauszufinden versuchen, welches individuelle Weltbild er hat. Hat er eine religiöse Bindung, glaubt er an das Jenseits in irgendeiner Form, ist er anthroposophisch orientiert und sind wiederholte Erdenleben für ihn glaubhaft und wahrhaftig, sodass er in seinem Dasein und in seinem Leid einen Sinn für sein weiteres Schicksal sehen kann? Am schwersten ist es, mit Patienten zu sprechen, für die mit dem Tod alles endet. Es sind dies jedoch nur wenige, bei den meisten ändert sich diese Einstellung mit der Nähe des bevorstehenden Hingangs. Es kommen dann viele Gesichtspunkte, Verhaltensweisen, Erinnerungen auf, die in früher Jugend geprägt und die jahrzehntelang nicht mehr gedacht und gepflegt wurden.

Wichtig ist auch das Gespräch mit den Angehörigen, die oft eine großartige Arbeit leisten und die nicht genug bewundert werden können für all die Dienstleistungen, die sie am Patienten vornehmen. Ich werde nie eine Frau vergessen, die ihren schwer erkrankten Ehemann versorgte, seine Wunden verband, wobei dieser an einem metastasierenden Basaliom im Gesichtsbereich litt, das ihm das rechte Auge und die dahinterliegenden Gehirnstrukturen wegfraß, sodass man bei abgenommenem Verband bis in die hintere Schädelgrube schauen konnte. Das Ganze war mit einem Geruch verbunden, den ich in meinem ganzen Leben nicht vergessen werde und der mir heute noch Übelkeit verursacht und der dazu führte, dass ich zweimal um den Block herumging, bevor ich mich in das Haus hineintraute. Die Ehefrau pflegte diesen Patienten ohne Anzeichen von Widerwillen, und solche Erlebnisse können wir bei vielen Angehörigen haben. Sie verdienen unseren höchsten Respekt. Wir haben auch hier eine Aufgabe, sie in ihren Ängsten, Nöten und Sorgen anzunehmen und ihnen insbesondere das Gefühl zu vermitteln, dass sie uns als Ärzte jederzeit erreichen und Hilfe von uns erwarten können. Viel mehr erwarten diese Angehörigen oft nicht, es ist oft das Beruhigendste für sie zu wissen, dass der Arzt erreichbar ist und zum Beispiel jederzeit zum Verabreichen einer Schmerzspritze erscheinen wird und man ihn auch über alles mit dem Sterben Verbundene fragen kann.

7. Kompetenz liegt in der Stimme

»Der Ton macht die Musik«, lautet ein altes Sprichwort, das im Umgang mit Patienten, deren Angehörigen, aber auch mit Kollegen nach wie vor seine Gültigkeit hat.

Wer beim Gespräch innerlich unbeteiligt an »akustischen Sperrmüll« denkt, tut seinem Gegenüber Unrecht, denn es geht längst nicht allein um Inhalt und Formulierung des Gesagten, die Stimme ist viel mehr als die Sprache. Nahezu 40 Prozent des ersten Eindrucks resultieren aus dem Klang unserer Stimme. Das Gehör interessiert sich weniger für den Informationsgehalt einer Aussage, den grammatikalischen Satzbau oder schöngeistige Formulierungen. Vielmehr entscheiden Melodie und Tonfall darüber, wie unsere Botschaft beim Gegenüber ankommt. Das Ohr und nicht das Auge urteilt über unsere Mitmenschen.

Das ganze Repertoire unserer zwischenmenschlichen Beziehungen spiegelt sich in der Stimme wider. Nähe, Zurückhaltung, Sicherheit, Freund oder Feind? – all dies drückt sich in unserer Stimme aus. Der Klang zeigt den Unterschied. Artikulation, Resonanz, Atemfluss oder Redetempo, viele Faktoren beeinflussen unser Sprechen, und die wenigsten ahnen um diese Funktionen.

Dass die Stimme da ist, ist für uns eine Selbstverständlichkeit, und wir können uns nicht mehr an die Zeit erinnern, als uns dieses Ausdrucksmedium sprachlich noch nicht zur Verfügung stand.

Erst wenn die Stimme wegbleibt, wenn sie brüchig oder piepsig wird oder unsere Unsicherheit ungewollt offenbart, fangen wir an, uns darüber Gedanken zu machen.

Die Stimme ist die Wetterfahne unseres nervösen Innenlebens. Kippt der Klang der Stimme in hysterisches Kreischen, hat selbst der kompetenteste Mensch keine Chance mehr, er wirkt nur noch lächerlich.

Unser Unterbewusstsein weiß, wie eine gewinnende und überzeugende Stimme zu klingen hat: ruhig, gleichmäßig, sonor. Dieser überzeugende Ton kommuniziert Selbstsicherheit, Kompetenz und natürliche Führungskraft.

Eine leise, schwache oder brüchige Stimme hingegen verrät Unsicherheit.

Es gibt eine Menge Möglichkeiten, die Stimme als wichtiges Kommunikationsmittel zu pflegen. Vom Stimm-Jogging über Sprechübungen oder Atemtechniken bis hin zur Sprachtherapie gibt es eine ganze Reihe von Übungsprogrammen, die nicht nur für Opernsänger da sind, sondern auch unsere eigene Stimme schulen können, uns vertraut machen auch mit der Macht der Stimme und mit ihrer Wirkung.

Letztlich ist der Klang ein Spiegel unserer Seele.

Wie wir auf die Stimme reagieren, hat wahrscheinlich mit archaischen Reflexen zu tun. In einer Schimpansengruppe hat beispielsweise das Leittier meist die tiefste Stimme, und wenn zwei Rivalen Drohgesten austauschen, kreischt der Unterlegene in hohen Tönen. Je weiter er sich vom überlegenen Rivalen entfernt, umso sicherer wird er wieder und umso tiefer, kraftvoller und damit drohender wird seine Stimme. Diese Muster spielen wohl in unserem Unterbewusstsein nach wie vor eine große Rolle.

Viele Männer haben eine tiefe, sonore Stimme und lassen ihren Besitzer damit ausgeglichen, selbstbewusst und kompetent erscheinen. Die ehemalige englische Premierministerin Margaret Thatcher senkte ihre Stimme mit professioneller Hilfe dauerhaft um mehr als eine halbe Oktave. Eine solche Stimmkorrektur kann jedoch auch Schäden verursachen; besser ist es, die eigene Stimmlage auszuloten und die eigene so genannte »Indifferenzlage« aufzuspüren. Die Indifferenzlage ist die Tonhöhe, in der wir mühelos lang anhaltend sprechen können. Die Stimmlippen im Kehlkopf sind dann entspannt und schwingen regelmäßig. Gerade Frauen liegen häufig über ihrer Indifferenzlage und strengen sich damit unnötig an.

In Ruhe sollte man versuchen, diese eigene Indifferenzlage der Stimme zu finden.

Weiter hilft uns das Wissen über den ganzen Körper als Resonanzraum. Der so genannte »Brustton der Überzeugung« ist nicht nur ein Schlagwort, sondern das Wissen um den Körper als Resonanzverstärker, wobei sogar die Knochen mitbenutzt werden. Insofern gehört das richtige Atmen bis hin auch zum aufrechten Stehen oder Sitzen, um den Oberkörper als Resonanzverstärker voll nutzen zu können, zum richtigen Stimmtraining.

Stimme und Stimmung haben nicht umsonst den gleichen Wortstamm. Die Stimme ist ein Verräter, und jeder Normalmensch kann Gefühle aus ihr herauslesen.

Emotionen lösen in unserem Kehlkopf Veränderungen aus. So schlagen die Stimmlippen bei Ärger zum Beispiel viel abrupter zusammen als sonst, wodurch mehr Energie in den höheren Obertönen entsteht. Dies ändert dann den Klangcharakter der Stimme.

Auf der anderen Seite überträgt sich die Spannung im Körper bei einem ängstlichen Sprecher auf die Kehlkopfmuskulatur, zu der auch die Stimmlippen gehören. Wie bei Freude und Ärger verschiebt sich die Stimmhöhe dann nach oben, gleichzeitig wird die Stimme monoton. Sie verrät dann unsere Unsicherheit, sie verrät unseren Ärger, sie kann auch unsere Freude verraten, wobei Letzteres eher erwünscht ist. Wer trotz Erhöhung seiner Stimme mit Druck und Anspannung versucht, einen festen und klaren Klang zu erzwingen, läuft Gefahr, durch weitere Verspannung die Stimme immer höher zu schieben, sodass sie für die Zuhörer immer unangenehmer wird.

Beachten Sie auch, dass insbesondere diejenigen Zeitgenossen als unangenehm gelten, die lange Monologe produzieren und immer dann, wenn ein anderer den Gesprächsfaden aufnehmen und etwas beitragen will, die Stimmlage erhöhen und gleichzeitig die Stimme verstärken, um den anderen zu übertönen. Man kann dann verschiedene »Spielchen« spielen, indem man einfach weiterredet. Derjenige gewinnt dann, der die besseren Nerven hat und einen langen Atem zeigt. Der geeignetere Weg ist es jedoch, einfach zu schweigen, sich eventuell mit anderen Dingen zu beschäftigen und so zu signalisieren, dass die Monotonie des Gegenüber sich nicht nur in seiner Stimme äußert.

Bei Patienten, die versuchen »niederzureden«, spreche ich diesen Punkt gezielt an. Bei den meisten führt dies zum Verständnis; manche sind natürlich auch beleidigt und bleiben dann weg, ein vielleicht erwünschtes Ergebnis, um Menschen, mit denen man chronisch nicht zurechtkommt, auch loszuwerden und damit die eigene Anspannung und den eigenen Ärger zu begrenzen.

Sollten Sie wirklich Probleme mit Ihrer Stimme haben und den oben erwähnten Indifferenzton nicht selbst finden können, sind einige Stunden Sprachtherapie, zum Beispiel bei einem therapeutischen Sprachgestalter, gut angelegtes Geld. Wir müssen insgesamt lernen, dass wir in unsere eigene Ausbildung und Kompetenz auch investieren müssen. In der Industrie ist dies gang und gäbe, dort werden Führungskräfte zu Sprech- und Redeseminaren geschickt. Wir sind selbst Führungskraft, und unsere Stimme als Mittler zwischen uns und dem Patienten, unsere Stimme als Medium, gerade den schwer erkrankten Patienten gute oder leider oft schlechte Botschaften mitzuteilen, sollte so geschult sein, dass sie unsere innere Kompetenz, aber auch Gelassenheit mitüberträgt, um dem Patienten zu signalisieren, dass immer noch therapeutische Möglichkeiten für seine Krankheit bestehen und dass nicht beide – Patient und Arzt – angesichts einer Krankheitsprogression in Panik verfallen. Der Patient verlässt sich auf seinen behandelnden Arzt als ruhenden Pol, als so genanntes Wissenszentrum und Begleiter, der ihm weiterhilft. Helfen kann man nur durch Kompetenz und Ruhe, nicht durch eigene Ängste und Panik.

Natürlich sind auch wir manchmal durch Befunde, die wir erheben, geschockt, belastet, und wenn wir ein persönlicheres Verhältnis zu dem Patienten haben, auch sehr mitbetroffen. Hier muss jedoch unsere Professionalität einsetzen, trotzdem unsere Stimme so modulieren zu können, dass sie die durch die negative Mitteilung ausgelöste Panik beim Patienten nicht noch verstärkt.

Es hilft einem Patienten überhaupt nicht, wenn der behandelnde Arzt, wie zum Beispiel aus einem Patientenbericht ersichtlich, spontan ausruft, nachdem der Patient ihm die Befunde der letzten Röntgenuntersuchung vorlegt: »Schei ...! Damit haben Sie ja gar keine Chance mehr!« Wir sollten insbesondere darauf achten, kräftige Ausdrücke wie den oben genannten, aber auch Worte wie »verflucht, ach du lieber Gott« und Ähnliches zu vermeiden.

8. Die Körpersprache

Die Körpersprache ist verräterisch. Alle Menschen senden und empfangen ständig körperliche Signale, ohne sie bewusst zu registrieren. Weil nonverbales Verhalten sich größtenteils auf einer unbewussten Ebene abspielt, kann unser Körper schwerer lügen als Worte.

Stellen Sie sich vor, ein Patient kommt in die Sprechstunde und hat große Probleme. Obwohl Sie keine Zeit haben und nach einem langen Arbeitstag erschöpft sind, sagen Sie zu ihm: »Bitte, sprechen Sie in Ruhe über das, was Sie gerade belastet.« Wenn Sie dabei verstohlen auf die Uhr sehen, wird Ihr Patient die Diskrepanz zwischen Sprache und Körpersignalen bemerken und er wird seinen Augen mehr als seinen Ohren vertrauen. Die wenigsten wissen, dass sie mit einer solchen unbedachten Geste die Wirkung wohl überlegter Worte völlig zerstören können. Denn für Körpersignale besitzt jeder Mensch dank seines stets wachen Unterbewusstseins eine feine Antenne.

Die Körpersprache ist verräterisch, sie enthüllt die wahren Absichten. Nicht immer verrät der Körper, was wir wirklich denken, wohl aber, dass Worte unehrlich sein können. Das reicht aus, um Misstrauen zu säen.

Betrachten wir einige wichtige Aspekte der Körpersprache, wie sie im Verlauf eines Gesprächs mit dem Patienten häufig auftreten.

Der erste Kontakt mit dem Patienten ist der **Händedruck.** Er kann schon über den gesamten Verlauf des Gespräches bestimmen. Er kann Ihre Stimmung signalisieren, ob Sie nun fest und kraftvoll zupacken oder ob Sie ohne Spannung und ohne Griff die Hand des Patienten ergreifen. Auch die Wahrnehmung des anderen, in diesem Falle des Patienten, geschieht zuerst über den Händedruck, der uns über seine Stimmungslage schon viel verraten kann. Wichtig ist die Zeitdauer des Händedruckes. Es gibt Menschen, die nur für Millisekunden den Kontakt mit dem anderen suchen, sozusagen nur die minimal notwendige Zeit. Dieser Händedruck signalisiert jedoch, dass wir Distanz haben wollen, dass wir im Grunde genommen unser Gegenüber ablehnen. Ein zu langer Händedruck im Gegensatz dazu ist jedoch manchmal unangenehm, er kann bei Patienten, die wir noch nicht lange kennen, zu viel Nähe schaffen, die zu einer Abwehrhaltung führt. Verräterisch ist auch, wenn sich Menschen nach dem Händedruck verstohlen die Hand auf dem Rücken abwischen, so als ob sie Bakterien oder Ähnliches beseitigen wollen und damit signalisieren, dass sie unsere Person eigentlich ablehnen.

Je nachdem, wie nahe ich mein Gegenüber an mich heranlasse, kann durch den Händedruck auch über Nähe und Abstand entschieden werden. Ich kann den Patienten mit ausgestrecktem Arm begrüßen; damit schaffe ich jedoch Distanz, ich halte ihn mir förmlich vom Leibe. Ich kann den Ellbogen gebeugt halten – so wird mehr Nähe erzeugt –, ich kann jedoch den Patienten durch eine starke Beugung des Ellbogens auch an mich heranziehen, was wiederum Fehlnähe schafft und vielen Patienten unangenehm ist.

Es ist wichtig, den eigenen Händedruck einmal kritisch anzuschauen und vielleicht auch – leicht amüsiert – uns selbstkritisch selbst zu beobachten, wie wir diesen Händedruck variieren, je nachdem, ob wir Bekannte oder Freunde, Patienten, die wir gern haben, oder Patienten, die uns im Grunde genommen unangenehm sind, begrüßen.

Der zweite Kontakt geht, wenn nicht gleichzeitig mit dem ersten, über den **Blick**, die Sprache der Augen.

Ein chinesisches Sprichwort sagt: »Der Blick ist das zweite Rückgrat.« Tatsächlich ist der Blick die wichtigste Möglichkeit, ohne körperliche Berührung Kontakt zum anderen Menschen aufzunehmen. Und umgekehrt ist es die größtmögliche Beleidigung, einen Menschen zu übersehen, ihn zu ignorieren. Den Menschen nicht direkt anzuschauen heißt: »Du bist Luft für mich.« Achten Sie deshalb darauf, dass Sie Ihren Patienten anblicken, denn nur so fühlt er sich richtig angesprochen. Betrachten Sie einmal die nachfolgende Liste, die uns aufzeigt, was wir mit Blicken alles ausdrücken können und was sich damit verbinden lässt:

- Blickkontakt aufnehmen
- einen (vielsagenden/vernichtenden) Blick zuwerfen
- mit Blicken töten
- jemanden freundlich anblicken
- jemandem zuzwinkern
- einen mit Argusaugen beobachten
- ein Auge auf jemanden werfen
- ein Auge zudrücken
- jemanden nicht aus den Augen lassen
- jemanden mit den Blicken verfolgen
- mit einem lachenden und einem weinenden Auge
- große Augen machen
- jemandem schöne Augen machen
- jemandem etwas von den Augen ablesen
- jemanden mit Blicken durchbohren/fixieren
- Liebe auf den ersten Blick empfinden
- jemanden mit Blicken verzaubern
- der Blick spricht Bände
- etwas mit einem Blick erfassen
- jemanden mit Blicken verschlingen
- heimlich Blicke tauschen/wechseln
- jemandem ins Blickfeld geraten
- den Blickwinkel ändern
- tief blicken lassen

- jemandem ins Auge fallen
- sehenden Auges ins Unglück laufen

Wir sehen also, wie vielfältig die Ausdrucksmöglichkeiten unseres Blickes sind und was wir über den Blick dem Patienten mitteilen können.

Beachten Sie dabei, dass Sie Ihren Blick nicht verschleiern. Eine stark getönte Brille, bei der Ihre Augen nicht völlig sichtbar sind, verbreitet eher Distanz zwischen Ihnen und dem Patienten.

Achten Sie weiterhin darauf, dass der Patient nicht im Gegenlicht sitzt, da er sonst nur Ihre Silhouette sieht, Ihren Blick aber nicht wahrnehmen kann.

Wenn Sie eine Lesebrille benötigen, müssen Sie wissen, dass jeder von uns den Blick über den Brillenrand kennt, der stets an den strengen Herrn Professor erinnert. Der Blick über die Brille hinweg ist prüfend, das heißt, wenn uns jemand mit dem Blick über die Lesebrille etwas fragt, erinnert er uns an die Schule. In der Schule aber gibt es nur zwei Möglichkeiten: Entweder ich weiß etwas und bekomme gute Noten oder ich weiß es nicht und werde bestraft. Im Zweifelsfall sage ich lieber gar nichts, um mich nicht zu verraten und einzugestehen, dass ich nichts weiß. Wenn ich also eine Lesebrille benötige, sollte ich mir immer dann überlegen, diese Lesebrille abzunehmen und den Patienten voll in die Augen zu schauen, wenn ich eine offene und ehrliche Antwort erwarte und wenn ich über meinen Blick zum Beispiel Mitgefühl, Interesse und Ähnliches signalisieren will, aber nicht Strenge und Prüfung.

Das Abnehmen einer Brille kann auch zeigen, dass die Priorität nicht meine Karteikarte oder mein Computerbildschirm hat, sondern mein Gegenüber. Ich signalisiere mit dem Abnehmen der Brille, dass ich mich voll auf den Patienten konzentriere, und gebe ihm dadurch ein gutes Gefühl. Es reicht, dies zwischendurch zum Ausdruck zu bringen, ich kann dann ohne weiteres die Brille wieder aufsetzen und mich den Formularen widmen, aber mit diesem kleinen Spiel mit der Brille kann man ein Gespräch positiv oder negativ beeinflussen.

Achten Sie auf Ihre **Mimik**. Beim ersten Eindruck hängt viel von Ihrem Mienenspiel ab; dabei sollte Ihr Gesichtsausdruck auch der verbalen Botschaft entsprechen, da sonst ein Gefühl von Unaufrichtigkeit entsteht.

Wichtig ist die **Kopfhaltung**. Ein leichtes Nicken vermittelt Zustimmung, ein etwas zur Seite geneigter Kopf vermittelt die Bereitschaft zuzuhören und ein Maß auch an Verständnis für mein Gegenüber. Hier handelt es sich wahrscheinlich um archaische Reflexe, da eine leichte Seitwärtsneigung des Kopfes meine Halsschlagader freilegt, dies signalisiert dem Gegenüber, dass ich keine Angst habe, dass er etwa »zubeißen« würde, und signalisiert so Vertrauen. Wenn Sie Ihren Kopf ganz gerade halten und den Patienten durchdringend anblicken, vielleicht sogar noch über eine Lesebrille, signalisiert das eine belastende Strenge und einen Ernst des Gespräches, sodass er schon bevor Sie mit Sprechen beginnen Angst hat, was nun bei Mitteilung seiner Befunde an negativen Ereignissen auf ihn zukommt. Bemühen Sie sich deshalb, zu Beginn eines Gespräches den Kopf leicht seitwärts zu halten und dann zum Beispiel zu fragen: »Wie geht es Ihnen?« oder »Warum kommen Sie heute?«

Achten Sie auch auf Ihre **Gestik**. Die zur verbalen Botschaft gehörenden Emotionen drücken sich häufig in unseren Gesten aus. Sie ist natürlich auch eine Frage des Temperamentes. Es gibt Kollegen, die sehr anschaulich mit ihren Händen Sachverhalte demonstrieren können, es gibt andere, die ihre Hände wie unbeteiligt auf der Schreibtischoberfläche liegen lassen. Auf der anderen Seite können wir auch an der Gestik des Patienten feststellen, ob er zum Beispiel Schmerzen hat (geballte Faust) oder ob er seine Kehle umfasst, etwa bei

Schluckbeschwerden wie bei einer Halsentzündung. Wir sollten unsere Gestik sparsam einsetzen und nicht zu wild gestikulieren, weil zu viel Gestik in einer sitzenden Haltung eher komisch wirken kann.

Achten Sie darauf, welche Bewegung Sie mit Ihren Händen ausführen. Ein gestreckter Zeigefinger wirkt immer wie ein Befehl. Sie können dies auch bei Ihren Mitarbeitern erleben. Übergeben Sie zum Beispiel ein dickes Paket mit Formularen oder mit diktierten Briefen, die möglichst schnell erledigt werden sollen, an eine Ihrer Arzthelferinnen und deuten Sie mit ausgestrecktem Zeigefinger darauf und sagen: »Das muss heute noch gemacht werden!«, erreichen Sie eine völlig andere Wirkung, als wenn Sie mit einem Lächeln und mit einer nach oben geöffneten Hand die Helferin fragen: »Könnten Sie das möglichst rasch für mich erledigen?« Im ersten Fall werden Sie eine Opposition erreichen, die nicht offen gezeigt wird, aber zu dem Gefühl führt: Das muss ich jetzt auch noch machen! Die zweite Variante jedoch wirkt verbindlich und wird Zustimmung finden, weil sie offen lässt, dass es in einem **möglichen** Zeitrahmen erledigt werden kann.

Wenn wir dem Patienten gegenübersitzen, ist unsere **Körperhaltung** wichtig. Typische Abwehrsignale, die man lieber vermeiden sollte, sind verschränkte Arme oder Beine. Ein vom Zuhörer abgewandter Kopf oder Körper vermittelt Desinteresse oder gar Antipathie. Sich seitlich schräg zu setzen, die Beine übereinanderzuschlagen und dann den Patienten reden zu lassen, vermittelt von vornherein das Gefühl, dass wir uns eigentlich nicht für dessen Mitteilung interessieren. Oft wird durch diese Haltung ein »Echo« beim Patienten ausgelöst, der dann die gleiche abweisende Haltung einnimmt. Zwei abweisende Gesprächspartner können aber kein gutes Gespräch miteinander führen.

Verschränkte Arme signalisieren eigene Unsicherheit und Abwehr. Sie zeigen, dass wir uns unserer selbst nicht sicher sind, dass wir uns sozusagen festhalten müssen, um zum Beispiel negative Testergebnisse mitzuteilen.

Auch Fußwippen oder Fingertrommeln offenbaren Nervosität oder Ungeduld, das Gespräch zu beenden.

Über den Abstand zum Patienten können wir Signale aussenden. So bedeutet ein weites Zurücklehnen – damit ein weiterer Abstand zum Patienten –, dass wir das Gespräch eigentlich beenden oder den Gesprächsinhalt wechseln möchten, während das Vorbeugen auf unserem Schreibtischstuhl in Richtung Patient Interesse und Anteilnahme signalisieren kann. Man kann ein Gespräch intensivieren, indem man äußerlich näher oder stärker zusammenrückt.

Eine effektive Kommunikation kann durch eine vorteilhafte Sitzposition gefördert werden. Normalerweise sollten beide Gesprächspartner auf gleicher Höhe sitzen. Eine mögliche Ausnahme kann nur darin bestehen, wenn die Patientin oder der Patient höher sitzt als der Arzt, zum Beispiel durch einen entsprechenden Stuhl oder wenn der Patient nach der Untersuchung auf der Liege sitzen bleibt.

Gehen Sie in Gedanken Ihre persönliche Situation in Ihrer Praxis durch. Wir haben es häufig erlebt, und manchmal lässt sich das auch in Fortbildungsfilmen deutlich sehen, dass Ärzte hinter einem riesengroßen Schreibtisch thronen (darüber wird später noch zu sprechen sein) und ihren Schreibtischstuhl so hochgestellt haben, dass sie in gewisser Weise auf den Patienten heruntersehen. Dies gibt zwar ein Gefühl der Überlegenheit, ist jedoch für das Gespräch nicht förderlich. Wenn man es persönlich ertragen kann, ist es eher günstiger, ein klein wenig niedriger zu sitzen als der Patient. Dieser wird sich dann leichter öffnen.

Eigentlich sollten die beiden Stühle von Arzt und Patient etwa eineinhalb Meter auseinander und in einem offenen Winkel zueinander stehen, sodass eine frontale Situation vermieden wird und kein Tisch oder kein anderes Möbelstück den Kontakt blockiert. In dieser Situation lässt sich der Körperkontakt leicht herstellen, aber auch wieder beenden; so wird Vertraulichkeit vermittelt, ohne den persönlichen Raum einer Person einzuschränken.

In vielen Praxen sitzt man sich jedoch am Schreibtisch gegenüber. Nach meiner persönlichen Auffassung ist dies auch nicht schlimm, wenn der Schreibtisch nicht zu tief ist, sodass keine zu große Distanz erreicht wird, und wenn alle Dinge, die auf ihm unbedingt sein müssen, einer kritischen Prüfung unterzogen werden.

Wir haben einmal in von der Industrie zur Verfügung gestellten Fortbildungsfilmen auf die Schreibtische der Kollegen, zum Teil hoch gestellter Professoren von Universitätskliniken, geachtet. Es war schon erstaunlich, wie manche Kollegen sich wie in einer Burg hinter ihrem Schreibtisch eingeigelt haben, indem Bilder der Familie, Blumen, große Gefäße für die Ablage von Bleistiften etc. oder auch sogar die Telefonanlage zwischen dem Arzt und dem Patienten ins Blickfeld gerückt wurden. Dies symbolisiert immer Abgrenzung und schafft von vornherein eine Distanz, die für den Kontakt mit dem Patienten ungünstig ist. Betrachten Sie unter diesem Gesichtspunkt einmal Ihren Schreibtisch und versuchen Sie, die Dinge, die Sie unbedingt benötigen, rechts und links anzuordnen und sozusagen in der Mitte, wo Sie dem Patienten gegenübersitzen, eine »Schneise« einzurichten, die nun die Distanz zum Patienten überwindet.

Bevorzugen Sie diese frontale Sitzanordnung, müssen Sie noch mehr auf Ihre Körperhaltung achten, indem Sie zum Beispiel, wie wir es oben beschrieben haben, durch den leicht geneigten Kopf oder durch das auf Ihrem Schreibtischstuhl Nach-vorne-Rücken dem Patienten Nähe vermitteln.

Lassen Sie sich dieses Kapitel einmal kritisch durch den Kopf gehen, beobachten Sie sich selbst im Umgang mit Patienten, Freunden und Angehörigen und Ihren Mitarbeiterinnen und lernen Sie aus den Reaktionen Ihrer Mitmenschen, wobei Sie die Wirkung Ihrer Gestik, Mimik und Körperhaltung fortlaufend am Verhalten Ihrer Patienten und Mitarbeiterinnen überprüfen können.

Empfohlen seien die Bücher und Videos des Pantomimen Samy Molcho, der sich professionell mit dieser Körpersprache befasst hat und inzwischen zu den internationalen Kapazitäten auf diesem Gebiet gehört; er ist heute ordentlicher Hochschulprofessor am Max-Reinhardt-Seminar in Wien.

9. Zeitmanagement

A Einführung

Viele Ärzte leiden unter beruflichem Dauerstress. Der richtige Umgang mit der Zeit kann hier weiterhelfen, auch im Hinblick darauf, Strategien gegen das »Burn-out«-Syndrom zu finden.

Zeit ist die grundlegende Ressource unseres Lebens. Nach unserem subjektiven Empfinden haben wir eigentlich nie genug davon. »Der Tag müsste eigentlich 48 Stunden haben«, hört man von vielen Menschen, auch wir selbst haben dies sicher schon einmal gesagt. Die Frage ist nur, ob das dann wirklich einen Unterschied machen würde und wir dadurch auch tatsächlich mehr Zeit für Patienten und für uns selbst hätten oder aber ob wir mit mehr Quantität gar nicht mehr Qualität schaffen könnten.

Unser ärztliches Image eilt uns schon lange voraus. Ärzte haben keine Zeit; zum Teil wird diese Einstellung vom sozialen Umfeld geteilt, da wir ja ständig mit der Therapie von schweren Erkrankungen beschäftigt sind und man uns deshalb den chronischen Zeitstress nachsieht.

Zeitmanagement ist nicht nur eine Technik, sie hat sehr viel mit persönlicher Lebensführung, Selbstorganisation und Selbstdisziplin zu tun. Auf der anderen Seite ist es aber auch eine reine Technik; das Befolgen von wenigen Prinzipien führt zu einer deutlichen Zeiteinsparung. Allein schon die Tatsache, dass Sie sich für dieses Kapitel Zeit nehmen und dann selbstkritisch Ihr persönliches Verhalten und Ihr Verhalten im Umgang mit der Zeit in Ihrer Praxis anschauen, führt mit Sicherheit zu einer deutlichen Zeitersparnis.

Das Zeitmanagement soll nicht dazu führen, dass Sie immer mehr Termine in Ihrer Praxis unterbringen und immer mehr in immer größerer Hetze erledigen können, sondern dass Ihnen neben der beruflichen Tätigkeit, die sehr schwer ist, insbesondere wenn man sich mit onkologischen Patienten befasst, noch genügend Zeit für das persönliche Wohlbefinden, für Sport, Entspannung, eine gesunde Ernährung bleibt und nicht zuletzt für die eigene Familie und für den Freundeskreis.

Ärzte sind oft einsame Menschen, da sie den ganzen Tag durch ihren Terminplan hetzen, in dieser Zeit viele Menschen sehen, aber keine Zeit für ein persönliches Gespräch haben und abends so erschöpft sind, dass soziale Kontakte schwierig sind, da die restliche Zeit für die reine Erholung verbraucht wird.

Wir haben weiter oben ausgeführt, dass das Leben unser kostbarstes Gut ist. Lernen Sie aus der Geschichte Ihrer zum Teil schwer kranken Patienten. Lernen Sie so zu leben, dass Sie in fünf Jahren, wenn Ihnen – was Gott verhüten möge – eine eigene Krebskrankheit geschehen könnte, Sie nicht sagten müssten: »Wenn ich das gewusst hätte, dann hätte ich noch …!«

Nie sollten Sie sagen müssen, dass Sie bei einem gewissen Wissensstand noch bestimmte Dinge in Ihrem Leben vorgehabt und durchgeführt hätten. Sorgen Sie durch ein Zeitmanagement in Beruf und Familie dafür, dass Sie Ihre Lebensvision erfüllen können und nicht pausenlos Vorhaben auf die Zukunft verschieben, wobei wir alle nicht wissen, wie lange wir Zukunft eigentlich noch haben werden.

B Chaos oder Ordnung?

Zunächst einmal ist es interessant festzustellen – und dazu bedarf es auch einer Selbstkritik –, ob wir mehr dem Chaos oder mehr der Ordnung zugeneigt sind. Auf den ersten Blick sind

Chaos und Ordnung gegensätzliche Begriffe, bei genauerem Hinsehen gibt es jedoch auch Parallelen.

Chaoten arbeiten nach ihrem eigenen Muster, einer Art individueller Ordnung, die jedoch meistens sehr viel Zeit verbraucht. »Ich habe noch immer alles gefunden!« ist ein häufig gehörter Satz, wie viel Zeit jedoch verbraucht wird, um immer alles zu finden, das steht auf einem ganz anderen Blatt.

Das extreme Gegenteil, die Ordnungsfanatiker, können aber wiederum eine solche Starre verbreiten, dass sie ihr Zeitmanagement nicht flexibel an die Erfordernisse des Tages anpassen können.

Gehen Sie im Anhang auf Seite 183, füllen Sie die Checkliste »Zeitmanagement – Chaos oder Ordnung« aus und notieren Sie sich Ihre Punktzahl.

Wenn Sie Ihre Checkliste ausgefüllt haben, können Sie im Folgenden die Auswertung entnehmen:

Addieren Sie alle Kreuzchen in der Spalte »ja« und werten Sie dann Ihr Ergebnis aus.

- **0 bis 2 Punkte:** Sie sind perfekt organisiert. Ihnen ist wörtlich: nicht zu helfen!
- **3 bis 6 Punkte:** Ihr Selbstmanagement ist verbesserungswürdig. Lesen Sie die weiteren Kapitel gründlich, um durch Tipps Ihr Selbstmanagement zu verbessern.
- **7 bis 11 Punkte:** Sie sind ein liebenswürdiger Chaot, der aber »irgendwie durchkommt«. Sie werden mehr Zeit haben, wenn Sie versuchen, Ihre Zeit mehr zu strukturieren.
- **12 bis 14 Punkte:** Sie sind der eigentliche Chaot, der sich überhaupt nicht managen lassen will und dies für völlige Freiheit hält. Sie müssen sich aber im Klaren darüber sein, dass die Zeit Sie selber managt, und dies führt zu Stress und Hetze. Viele Ihrer guten Ideen versanden. Ihre Kreativität können Sie nur ausleben, wenn Sie sich mehr Zeit dafür verschaffen.

Wenn Sie jetzt Ihre eigene Auswertung anschauen, müssen Sie zugeben: Eigentlich haben Sie es ja schon gewusst, aber dies einmal vor sich selbst zuzugeben und dann eine entsprechende Strategie einzugehen, bedarf weiterer Schritte, den ersten haben Sie jetzt dazu getan.

C Gründe für Zeitverschwendung

Aus der folgenden Liste können Sie die Gründe für häufige Zeitverschwendung entnehmen, wobei wir nicht im Einzelnen jeweils den Gegenvorschlag dazu machen wollen, weil sich dies meist schon aus dem Punkt selbst ergibt.

- Besprechungen, Konferenzen
- häufige Besuche von Arzneimittelvertretern
- laufende Telefongespräche
- überflüssiger Kleinkram
- mangelnde Delegation
- unordentlicher Schreibtisch
- fehlende Zielsetzung
- mangelnde Prioritäten
- Unentschlossenheit
- Perfektionismus
- mangelnde Selbstdisziplin
- zu viel auf einmal anfangen
- nicht »Nein« sagen können
- unklare Verantwortungsabgrenzung
- Verstrickung in Routine und Details
- fehlende Kontrolle über Arbeitsfortschritte
- fehlende Information/Kommunikation
- so genanntes »Typ A-Verhalten«, z. B. Hektik
- laufende Störungen von außen

Wenn Sie diese Liste durchgehen, werden Sie eine ganze Reihe von Störungen erkennen, die auch Ihren tagtäglichen Praxisablauf betreffen. Die »Therapie« einer solchen Zeitverschwendung ergibt sich von allein. Es ist besser, Termine für Arzneimittelvertreter zu geben oder Arzneimittelvertreter nur an bestimmten Wochentagen zuzulassen, als uns immer von außen stören zu lassen, wobei es sich oft um Informationen handelt, die wir eigentlich gar nicht brauchen.

Ein Hauptstörfaktor ist das Telefon, ein weiterer eine eventuelle Sprechanlage. Sollten Sie eine solche in der Praxis haben, sei Ihnen geraten, diese nur einseitig zu verwenden, das heißt dann, wenn Sie etwas von Ihren Arzthelferinnen möchten. Es ist unwürdig und störend, wenn sozusagen ohne Vorwarnung plötzlich eine Stimme aus dem Lautsprecher ertönt und zum Beispiel durchgesagt wird: »Herr Dr. Meier auf Leitung eins!« Halten Sie es lieber so, dass Sie Kollegen oder Patienten sofort zurückrufen, und halten Sie sich auf diese Art und Weise Störungen vom Leibe. Wir sind dazu übergegangen, unser Faxgerät entsprechend einzusetzen, und bitten die Patienten, die zum Beispiel nach einer Woche wegen ihrer Laborwerte, zum Beispiel Tumormarkern, anrufen, ein Fax zu schicken mit ihrer Telefonnummer und der Zeit, in der sie erreichbar sind. Auch wenn Ihre Telefonkosten auf diese Art und Weise etwas in die Höhe gehen werden, ist dies die Zeitersparnis, die Verminderung der Hektik und vor allem die Unversehrtheit des ärztlichen Gespräches mehrfach wert.

Mangelnde Selbstdisziplin im Sinne eines fehlenden Zeitbewusstseins führt natürlich zu einem Chaos der Terminplanung, wobei von vornherein bei onkologischen Patienten klar ist, dass eine genaue Zeitplanung niemals eingehalten werden kann, weil durch viele Zwischenfälle, Auftreten von Rezidiven oder Metastasen oder seelischen Bedrängnissen der Patienten, die nicht vorhersehbar sind, jederzeit der Plan aus den Fugen geraten muss.

Überprüfen Sie Ihre Arbeitsschritte, ob nicht eine Vielzahl von Tätigkeiten delegiert werden kann; beschränken Sie sich auf das, was Sie wirklich selbst machen möchten und auch müssen.

D Strategien zum Zeitgewinn

Zeitgewinn lässt sich durch verschiedene Maßnahmen erreichen. Einige Kapitel dieses Buches beschäftigen sich damit, nicht zuletzt die über eine rationale Sprechstunde.

Zeit gewinnen und ökonomisch arbeiten heißt:

1. Ein Zeitbewusstsein entwickeln
2. Nie mehrere Ziele gleichzeitig zu erreichen suchen
3. Eine Rangordnung für die anliegenden Arbeiten schaffen
4. Positive Selbst- und Fremdkontrolle schaffen

Dies bedeutet im Einzelnen:

- morgens richtig anfangen
- Unerledigtes sichtbar machen
- den eigenen Arbeitsplatz sinnvoll organisieren
- Tagespläne und Wochenpläne aufstellen
- mit Checklisten arbeiten
- mit Soll- und Kann-Vorsätzen arbeiten
- wissenschaftliche Erkenntnisse nutzen
- Arbeit weitergeben
- erfolgreich mit anderen im Team arbeiten
- systematische Problemlösung betreiben
- systematische Fehleranalyse anwenden
- gute Arbeit anerkennen
- den eigenen Arbeitsrhythmus kennen und nutzen

- abends richtig aufhören
- nicht ablenken lassen
- Wichtiges festhalten
- Wichtiges von Unwichtigem trennen
- mit der eigenen Energie haushalten
- delegieren
- Ordnung halten

Auch wenn Sie diese Liste durchgehen, werden Ihnen sofort Dinge aus Ihrem Praxisablauf einfallen, die Sie tatsächlich verbessern könnten oder wo Sie sich Gedanken machen wollen.

Wie man morgens richtig anfängt und wie man abends richtig aufhört, das muss jedem Einzelnen überlassen bleiben. Man könnte sich aber zum Beispiel dabei überlegen, dass man frühmorgens mit einer Besprechung der Mitarbeiter anfängt, dabei Wichtiges für den Tag delegiert und Aufgaben verteilt und dann die Patiententermine festgelegt werden, die in einem kurzen Rhythmus nacheinander folgen können. Frühmorgens sind wir meistens voller Energie und können in kurzer Zeit vielfältige Termine bewältigen. Abends richtig aufhören würde für mich bedeuten, auf diesen Zeitpunkt längere Gesprächstermine zu legen, die keiner Hektik bedürfen, die eher in ruhiger Überlegung durchgeführt werden sollen und wo durch den Gesprächsverlauf auch die Zeit festgelegt werden kann, das heißt wo Patienten, die zu nüchternen Untersuchungen bestellt werden, nicht über Gebühr lange warten müssen.

Um hier ein richtiges Zeitmanagement zu erreichen, sollten Sie es sich zur Gewohnheit machen, nach Beendigung der Vormittagssprechstunde und nach Beendigung der Abendsprechstunde sich jeweils zwei Minuten hinzusetzen und zu überlegen: Was habe ich heute Vormittag/Nachmittag richtig gemacht, was ist gut gelaufen? Was hätte ich besser machen können? Was waren meine Zeitkiller, wodurch habe ich Zeit verloren? Und weshalb haben sich wieder Patienten über eine zu lange Wartezeit beschwert?

Diese Kurzanalyse soll dazu führen, dass Sie aus diesen Fehlern lernen und versuchen, diese am nächsten Tag nicht wieder zu begehen.

Halten Sie Ihre Mitarbeiter dazu an, solche Überlegungen ebenfalls anzustellen. Auch unsere Arzthelferinnen sollten sich fragen: Warum ist der Zeitplan heute Morgen nicht eingehalten worden, welche Patienten haben ihn durcheinander gebracht, was hätten wir verbessern können? Die Helferinnen können zum Beispiel lernen, welche Patienten immer mehr Zeit benötigen – sei es durch ihre persönliche Art, sei es durch die Schwere ihrer Erkrankung –, und diese benötigen dann immer einen Termin am Ende der Sprechstunde und nicht zu Beginn, sodass nicht der ganze Tag hektisch wird, weil frühmorgens schon eine halbe oder Dreiviertelstunde an Zeit verloren wurde.

Wenn Sie Ihren überquellenden Schreibtisch vor sich sehen, fragen Sie sich: Welche Tätigkeiten könnten Sie delegieren? Welche Formulare können auch von den Helferinnen ausgefüllt oder vorbereitet werden? Was müssen Sie wirklich selbst durchführen? Überlegen Sie sich auch, ob Sie Laborwerte, die völlig normal sind, von einer Arzthelferin mitteilen lassen, die Ihr Vertrauen verdient und die schon langjährig in Ihrer Praxis tätig ist und die damit auch den Patienten vertraut ist. Sie müssen nicht persönlich über ein normales Cholesterin sprechen, das können auch Ihre Helferinnen; pathologische Werte müssen natürlich persönlich erläutert werden. Und hat man den Arzt schon einmal am Telefon, kann man ja schnell noch eine Frage stellen. Sie wissen, dass fünf eingesparte Telefontermine pro Tag Ihnen mindestens zwanzig Minuten mehr Freiraum verschaffen.

E Das Arbeiten mit »Mind-Maps®«

Mind-Mapping ist eine Notiz- und Merktechnik, die sich gut dafür eignet, Ideen zu sammeln und Gedanken zu strukturieren. Sie unterstützen so effektiv Ihre Selbstorganisation. Bei einer Mind-Map® werden um ein Wort in der Mitte alle Informationen strahlenförmig und übersichtlich angeordnet, wobei Zusammenhänge schnell erkennbar sind und zudem das Gehirn durch das Mind-Mapping trainiert wird, beide Gehirnhälften einzusetzen. Beim Mind-Mapping werden Assoziationen hergestellt und miteinander verknüpft durch Linien, Pfeile, Symbole und Farben. Weiterhin lassen sich bestimmte Informationen durch ihre Anordnung hervorheben durch Größe, durch Bilder, durch Schriftarten, durch Großbuchstaben zum Beispiel. Weiterhin zeigt eine Mind-Map® eine netzartige Struktur an, so wie unser Denken auch aufgebaut ist.

Im Anhang (S. 184) finden Sie ein Beispiel für eine Mind-Map®, hier für einen normalen Praxisarbeitstag gezeichnet. Wir verzichten auf ein »Lehrformular«, da jeder sich eine solche Mind-Map selbst erstellen sollte, mit eigenen Symbolen und einem eigenen Netzwerk, weil es hier um ureigene Strukturen und Zeichen geht, »Fremdes« sollte hier nicht übernommen werden.

Beachten Sie nur, dass das zentrale Thema in der Mitte steht. Für jeden Hauptpunkt zeichnen wir einen Ast, der von der Mitte ausgeht, und für jeden Hauptast einen Schlüsselbegriff. Zweige und Zweiglein stehen für Nebenaspekte, aus denen weitere Gedanken entwickelt werden.

Wenn Sie das Beispiel zum Mind-Mapping studieren, sehen Sie verschiedene Tätigkeiten, wie sie an diesem Tag angefallen sind, von den Vormittags-/Nachmittagssprechstunden über Telefonanrufe, Diktate, Fortbildungsmaßnahmen bis hin zum Walking am Abend. Alles kann mit Symbolen, die individuell sind, bezeichnet werden, um den Symbolcharakter klarzumachen. Die Angabe eines Tageszieles ist sehr hilfreich. Ich erinnere mich noch, dass an einem bestimmten Tag durch persönliche Umstände meine Stimmung frühmorgens nicht sehr gut gewesen ist, das Tagesziel also lauten musste, von mürrisch auf freundlich umzuschalten.

Die Erstellung eines solchen Tagesplanes benötigt ungefähr zwei Minuten. Sie haben dann auf Ihrem Schreibtisch jedoch einen Strukturplan für den Tag, der Sie auch dazu bringt, nichts zu vergessen, weder wichtige Telefonate noch Aktivitäten für den Abend, die vielleicht vorbereitet werden müssen. Achten Sie darauf, dass Sie alle Ihre Aktivitäten in ein solches Mind-Mapping eintragen und dass Sie vermeiden, mit zehn Spickzetteln zu leben, die dann immer dort kleben, wo Sie gerade nicht hinschauen.

F Die Lebensplanung

Sie können das Mind-Mapping weiter fortführen für die Lebensplanung. Diese ist für jeden von uns wichtig, und jeder hat seine individuellen Perspektiven. Nur ist es sehr hilfreich, diese einmal im Sinne einer Mind-Map® aufzuzeichnen, um sich selbst klarzumachen, welche Ziele man sich in ganz naher Zeit, aber auch in den nächsten Jahren oder für das ganze Leben eigentlich stecken will. Unterscheiden Sie folgende Zeitperspektiven:

1. die Lebensvision (Plan für ein Lebensziel)
2. den Mehrjahresplan
3. den Jahresplan
4. den Monatsplan
5. den Wochen-/Tagesplan

Sie können nun die verschiedenen Pläne noch mit individuellen Begriffen belegen. Man kann zum Beispiel sich vorstellen, dass die Lebensperspektive für das ganze Leben wie vom Himmel aus betrachtet aussehen könnte, also die Himmelsperspektive. Der Mehrjahresplan würde dann der Adlerperspektive, der Jahresplan der Schwalbenperspektive, der Monatsplan der Bienenperspektive und der Wochen-/Tagesplan der Fliegenperspektive gleichen.

Sie können auch andere individuelle Ausdrücke dafür gebrauchen; hilfreich ist es tatsächlich, Begriffe zu prägen.

Überlegen Sie, welche Planungszeiträume für Sie die geeignetsten sind, und beginnen Sie tatsächlich, Ihre weitere Lebenszeit zu planen.

G Anleitung zur Selbstüberlistung

Manchmal muss man sich tatsächlich selbst überlisten, wenn man zum Beispiel ausgepowert ist, erschöpft ist, wenn der Urlaub naht, man jedoch das Gefühl hat, es nicht mehr zu schaffen. Versuchen Sie, Folgendes durchzuführen:

- Machen Sie regelmäßig Pausen. Die Pausenlänge soll mindestens zehn Minuten betragen, sonst ist sie nicht effektiv.
- Öffnen Sie ein Fenster und machen Sie ein paar Fitness-Übungen.
- Blicken Sie auf Ihre Mind-Map® oder skizzieren Sie eine Mind-Map®, um den Tag durch ein »Korsett« zu strukturieren. Versprechen Sie sich eine Belohnung, wenn Sie bestimmte Schritte hinter sich gebracht haben.
- Rufen Sie einen befreundeten Kollegen an, wenn Sie nicht weiterkommen.
- Führen Sie eine Entspannungstechnik durch, die Sie gelernt haben (autogenes Training, Heileurythmie, Tai-Chi).

- Versuchen Sie Schuldgefühle zu vermeiden, wenn Sie nicht mehr arbeiten können. Sie haben Ihre Balance überschritten, der Körper fordert nun sein Recht – geben Sie ihm nach.
- Verschönern Sie Ihre Umgebung, zum Beispiel wirken Blumen auf dem Schreibtisch sehr anregend.
- Versuchen Sie, ob kreative Arbeit mit Musik besser gelingt.
- Legen Sie jeden Tag eine Viertelstunde zu einem bestimmten Termin ein, in dem lästige Routinearbeiten erledigt werden. Verschieben Sie diesen Punkt nicht auf den späten Abend, dann wird er bestimmt nicht mehr erledigt.
- Packen Sie nicht zu viel in einen Tageslauf. Lernen Sie daraus, wenn Sie eine Mind-Map® für einen bestimmten Tag nicht erfüllen konnten, und strukturieren Sie künftig neu.
- Beobachten Sie sich selbstkritisch, wann Ihre höchste Konzentrationsstufe erreicht werden kann. Legen Sie entsprechende Arbeiten so, dass Sie mit höchster Konzentration arbeiten.

Denken Sie daran: Auch wegwerfen macht frei. Zu viel Material kann einen ersticken. In ein effektives Zeitmanagement gehört der Papierkorb!

H Strategien zum »Nein«-Sagen

Da wir immer die »Guten« sein wollen, fällt uns das »Nein«-Sagen häufig schwer.

Dies hat natürlich sehr viele Gründe, zum Beispiel, dass wir Regeln aus der Kindheit noch mit uns mitschleppen, wo uns eingeimpft wurde, dass wohl erzogene Kinder nicht »Nein« sagen, wenn sie etwas tun sollen. Zum anderen mögen wir es natürlich auch, wenn wir gebraucht werden; prüfen Sie sich kritisch, ob Sie nicht ein »Helfersyndrom« haben. Beachten

Sie, dass Sie nicht »die ganze Welt heilen« können, sondern dass Sie sich auf das Nächstliegende konzentrieren müssen. Sie brauchen nicht zu befürchten, dass Sie nicht mehr geliebt werden, wenn Sie einmal »Nein« sagen. Sie müssen auch nicht befürchten, dass durch ein »Nein« die Atmosphäre gleich vergiftet wird. Und prüfen Sie sich kritisch, ob Sie sich ständig selbst beweisen müssen, dass Sie alles können, oder ob Sie auch akzeptieren können, dass manches Ihre Kompetenz überschreitet.

Haben Sie den Mut zum Nein-Sagen! Sensibilisieren Sie sich für die Frage, ob ein Ja zur Überbeanspruchung oder zur Überlastung führen würde.

Halten Sie folgende Regeln ein:

1. Wenn Sie zum Beispiel gefragt werden, ob Sie einen bestimmten neuen Patienten übernehmen wollen mit einer schweren Tumorerkrankung, sagen Sie nicht sofort »Ja«, sondern überlegen Sie sich, ob der Anteil der schwer kranken Patienten in Ihrer Praxis nicht so groß ist, dass Sie und Ihre Mitarbeiter weitere wohl folgende Sterbebegleitung nicht leisten können.
2. Erklären Sie dem anderen, warum Sie »Nein« sagen, ein schroffes Nein nimmt man gern übel, über Argumente kann man sprechen.
3. Sagen Sie von vornherein »Nein«, wenn Sie unsicher sind, ob Sie einen Termin überhaupt einhalten können. Sie erzeugen damit nur Aggressionen, gelten als unzuverlässig und setzen sich selbst unter Stress.
4. Sagen Sie auch nicht »vielleicht«. Es zeigt nur, dass Sie einer Entscheidung aus dem Weg gehen.
5. Anerkennung erreichen Sie durch Ihre tagtägliche und fortdauernde Arbeit und Leistung in Ihrer Praxis. Ein Nein zu einer bestimmten Situation wird diese Leistung nicht schmälern.

I Der persönliche Kalender

Führen Sie unbedingt einen solchen Kalender, der zudem zwei Strukturen aufweisen sollte.

1. Am Anfang des Kalenders eine Jahresübersicht, in der Urlaubsplanung, Feiertage, Geburtstage und sonstige Übersichtstage eingetragen werden.
2. Einen Wochenplan auf zwei Seiten von Montag bis Samstag mit einer Zeiteinteilung von 7 Uhr bis 20 Uhr. In diese Wochenübersicht werden die einzelnen Termine mit der Uhrzeit eingetragen, die außerhalb des Praxiskalenders liegen. Am Rande dieser zwei Seiten mit dem Wochenplan sollten folgende Rubriken möglich sein:

   - Telefon
   - Fax
   - E-Mail
   - Termine
   - Korrespondenz

Ein solcher Terminkalender wird unter dem Namen »Minister 2002« von der Firma Quo vadis® in Deutschland, der Schweiz und Österreich vertrieben. Er hat sich in der Praxis sehr gut bewährt.

Führen Sie diesen Kalender regelmäßig. Sie haben auch die Möglichkeit, kleine »Mind-Maps®« in diesen Kalender zu integrieren, so werden Sie künftig weder persönliche Termine noch Hochzeitstage noch Telefonanrufe und Ähnliches vergessen. Dieser Kalender dient Ihnen gleichzeitig als Übersicht, wo Ihre Zeit geblieben ist!

J Der Praxisterminkalender

Eine Terminvergabe über Computersysteme bei Praxiscomputer-Inhabern hat sich nicht sehr bewährt. Das elektronische Blättern ist oft komplizierter als das Nachschlagen im Kalender, vielleicht auch, weil unsere Mitarbeiter damit sehr viel besser vertraut sind. Wir haben auf die elektronische Terminvergabe verzichtet und sind reumütig zu einem Praxiskalender zurückgekehrt.

Machen Sie eine Team-Sitzung mit Ihren Arzthelferinnen und überlegen Sie sich, welche Kriterien Ihr persönlicher Praxisterminkalender aufweisen sollte:

1. Wann wollen Sie morgens beginnen?
2. Wann wollen Sie abends aufhören?
3. Wie viel Zeit muss während der Mittagspause eingetragen werden, zum Beispiel für Hausbesuche?
4. Wie viele Patienten pro Stunde möchten Sie behandeln?
5. Wie viele Spalten sollte Ihr Terminkalender haben?
6. Tragen Sie nur die Patiententermine in Ihrer Sprechstunde ein oder in den gleichen Kalender auch Blutabnahmetermine, EKGs etc.?
7. Wer vergibt die Termine, alle Helferinnen oder haben Sie jemand Spezielles an der Anmeldung?

Diese Fragen müssen geklärt werden. Je nach den möglichen Antworten gibt es eine Vielzahl von Praxisterminkalendern, die dementsprechend ausgewählt werden können.

Wichtig ist hierbei, dass man in der Regel Halbjahrespläne kauft, sodass man auch zu einem anderen System wechseln kann, wenn sich ein einmal gewähltes nicht bewährt hat.

Halten Sie Ihre Arzthelferinnen dazu an, diesen Terminkalender sauber und pünktlich zu führen, er ist die wichtigste Arbeitsgrundlage für die Praxis; alle Mitarbeiter werden unter einer ungenauen Terminvergabe leiden, aber auch unsere Patienten.

Achten Sie darauf, dass weder eine Überlastung noch Lücken in der Terminplanung entstehen, sie führen immer zu Frustration oder Hetze.

Geben Sie Ihre Urlaubsvorstellungen rechtzeitig bekannt und lassen Sie diese in den Praxiskalender übertragen, sodass nicht viele Patienten mühsam angerufen werden müssen und ein neuer Termin gesucht werden muss, weil man vergessen hat, einen freien Tag zu markieren.

10. Praxismanagement

Dieses Kapitel muß auf Ausführlichkeit verzichten, weil die Unterschiede bei den Kollegen und Kolleginnen bezüglich der Praxisräumen, Fachrichtungen und persönlichen Einstellung so groß sind, dass aus langer Praxiserfahrung nur einige allgemeine Hinweise gegeben werden können.

A Praxisorganisation

Vieles an Praxisorganisation können Sie delegieren. Entweder wird dies im Team erledigt, was Vorteile hat, wenn zum Beispiel jemand durch Krankheit ausfällt, oder Sie delegieren dies persönlich an eine bestimmte Mitarbeiterin. Delegieren lässt sich zum Beispiel der gesamte Einkauf, der von den Arzthelferinnen allein verwaltet wird nach Vorgabe bestimmter Praxisorganisationskataloge beziehungsweise Bestellkataloge.

Achten Sie darauf, dass mindestens zwei Telefonleitungen in Ihrer Praxis geschaltet sind, eine Telefonleitung für eingehende Anrufe, eine Telefonleitung für ausgehende Telefongespräche, da Sie sonst niemals telefonieren können, wenn gerade ein Patient anruft.

Vertrauen Sie bei der Praxisorganisation auf Ihre Arzthelferinnen, die Sie ja einmal als »geeignet« ausgewählt haben. Diese haben oft ein sehr gutes Gespür dafür, was organisatorisch in einer Praxis verändert werden kann oder sollte.

B Praxiscomputer

Die Entscheidung, mit einem Computer zu arbeiten, ist wiederum eine sehr persönliche. Die Anforderungen an Dokumentation, Abrechnung, Verschlüsselung von Diagnosen und vielem mehr werden jedoch immer größer und sicher in den nächsten Jahren noch umfangreicher werden, sodass letztendlich ein Praxiscomputer unvermeidlich sein wird. Wenn Sie vor den hohen Kosten zurückschrecken, müssen Sie bedenken, dass Sie mit dem Praxiscomputer auch Ihre Privatrechnungen schreiben können, und bei einem entsprechenden Umfang der Praxis ist der Praxiscomputer allein durch die Ersparnis dieser Privatrechnungsschreibung innerhalb von ein bis eineinhalb Jahren finanziert.

Achten Sie darauf, ein Praxisprogramm zu bekommen, das wirklich Ihren Bedürfnissen entspricht. Nehmen Sie als Beispiel, dass man mit einer Kodak-Instamatic-Kamera sehr gute Bilder machen kann, dass man aber mit einer Hasselblad-Kamera natürlich die besseren Bilder erhält. Viele Computersysteme verfügen über Möglichkeiten, die wir weder nutzen können noch nutzen wollen und deren Wert nur auf dem Papier steht. Ein einfaches, klares, übersichtliches Programm ist dagegen viel wertvoller. Erkundigen Sie sich immer bei Kollegen, die mit dem ins Auge gefassten Computersystem schon längere Zeit arbeiten, ob folgende Anforderungen und Serviceleistungen stimmen:

1. Software-Pflege
2. Hardware-Pflege
3. Reaktionsschnelligkeit beim Auftreten von
4. Fehlern oder Schwierigkeiten
5. Servicekosten

Mit einem Computer können Sie natürlich immer mehr Listen ausdrucken, Kosten erfassen oder Einzelkostenstellen abrechnen. Achten Sie darauf, dass er Ihnen Arbeit abnehmen, nicht neue schaffen soll.

Als kleine Nebenbemerkung sei gestattet, dass man sich die freie Zeit, die der Computer verschaffen kann, nicht durch neue Aufgaben wieder nehmen lassen sollte. So erinnern wir uns zum Beispiel an die früheren Abrechnungen, wo die Praxis für einen Tag geschlossen wurde und alle Mitarbeiter mit dem Sortieren von Krankenscheinen oder Kleben von Etiketten oder ähnlichen Aufgaben beschäftigt waren. Meistens hat man nicht den ganzen Tag dafür gebraucht, ging vielleicht miteinander zum Essen und hatte so auch einmal nicht den normalen Praxisablauf, sondern nette Gespräche mit dem ganzen Team. Ein Praxiscomputer erledigt nun die Abrechnung innerhalb von zwanzig Minuten, Sortieren und vieles andere ist nur noch eingeschränkt notwendig. Wir sind in unserer Praxis dazu übergegangen, dass wir uns diesen freien Tag der Abrechnung erhalten haben. Unsere Arzthelferinnen erledigen die Abrechnung entweder spätabends am Tage vor dem eigentlichen Stichtag und haben dann auch einen zusätzlichen freien Tag oder am Abrechnungstag selbst, sind aber nach ein bis zwei Stunden fertig und können zum Beispiel früher ins Wochenende gehen.

Natürlich kann das Kostenmanagement sagen, dass auf diese Art und Weise vier Arbeitstage pro Kalenderjahr verloren gehen. Rechnen Sie aber dieses Kostenmanagement gegen ein »Lebensmanagement« hoch, dann wird Ihnen schnell deutlich werden, dass diese vier verlorenen Arbeitstage gewonnene Lebenstage für Sie und Ihr Team sind!

C Geräteausstattung

Überlegen Sie bei Anschaffungen genau, ob Sie Geräte in Ihrer Praxis wirklich brauchen. Jedes weitere Gerät muss auch bedient werden, es hat Defekte, benötigt vielleicht Verbrauchsmaterial, es stellt jedoch auf jeden Fall einen Zeitfaktor für Ihre Praxis dar. In Zeiten von budgetierten Leistungen müssen Sie überlegen, ob Sie wirklich alles wie früher selbst machen wollen oder ob Sie nicht öfter bestimmte Leistungen an Kollegen überweisen. Wenn Sie also zum Beispiel Ihre Praxisbudgets immer voll ausschöpfen und wahrscheinlich, wie die meisten Kollegen, 20 bis 30 Prozent über dem Budget liegen, jedoch nur 100 Prozent bezahlt bekommen, macht es keinen großen Sinn, beispielsweise ein Langzeit-EKG in der Praxis neu zu integrieren, das dann nur eine Serviceleistung für Patienten darstellt und sich nicht einmal amortisiert. Wenigstens sollten Sie sich im Klaren darüber sein, ob Sie sich dieses bestimmte Gerät leisten wollen, weil es in Ihr Leistungsspektrum der Praxis gehört oder weil Ihnen der Umgang mit dieser Technik Spaß macht, Sie sollten nicht von Kosten getrieben werden.

D Checklisten/Buchlisten

In vielen unserer ärztlichen Fortbildungszeitschriften werden Sie immer wieder auf Listen stoßen über Bücher, Praxisbesonderheiten und wichtige Informationen, die Sie kopieren und bedarfsweise an Ihre Patienten weitergeben können. Wir wünschen uns den informierten Patienten, der sich über Ernährung und ähnliche Dinge gut selbst weiterbilden kann. Erklären Sie nicht jedem Patienten einzeln, welche Nahrungsmittel er bei erhöhtem Cholesterinspiegel nicht zu sich nehmen soll oder welche bestimmte Diät bei einer Krebserkrankung Sie empfehlen, sondern geben Sie diese Information als Listen an Ihre Patienten weiter. Die werden das schnell schätzen, da sie in ihrer Aufmerksamkeit in der Sprechstunde sowieso reduziert sind und von zehn Punkten zu Hause höchstens drei wiederholen können.

E Welche Arzthelferin passt zu Ihnen?

Analysieren Sie genau den Bedarf Ihrer Praxis und den Arbeitsstil Ihres Teams. Daraus ergibt sich, welche Arzthelferin hineinpasst, besprechen Sie die Anforderung an eine neue Kollegin unbedingt mit Ihrem Team.

Wir haben es uns zur Regel gemacht, das gesamte Team über eine neue Kollegin mitentscheiden zu lassen. Jede potenzielle neue Arzthelferin muss einen Tag in unserer Praxis hospitieren, um unseren Arbeitsstil, unsere Praxis und unsere Patienten und auch ihre potenziellen künftigen Kolleginnen kennen zu lernen. Das Mitentscheiden über den neuen Mitarbeiter zwingt das gesamte Team mit in die Verantwortung und hat sich sehr bewährt.

F Labormanagement

Suchen Sie ein gutes Praxislabor mit täglicher Abholung der Blutproben, gutem Service des Laborarztes bei Fragen zu unklaren Laborwerten, und wenn Sie einen Praxiscomputer haben, bestehen Sie unbedingt auf der Labordatenübertragung direkt in Ihren Praxiscomputer. Dies erspart signifikant viele Fehler und Zeit.

G Praxiseinrichtung

Achten Sie in Ihrer Praxis auf freundliche Farben, vermeiden Sie dunkle, verbrauchte Möbel, achten Sie auf die richtige Beleuchtung. Der erste Eindruck, den der Patient gewinnt, wenn er Ihre Praxisräume betritt, ist der wichtigste, der zweitwichtigste das Wartezimmer, erst dann stößt der Patient auf Ihr Sprechzimmer. Die Anmeldung soll funktionell gegliedert sein und einen einladenden, freundlichen Eindruck machen.

H Wartezimmer

Das Wartezimmer ist sehr wichtig, da leider in unseren Praxen, insbesondere durch onkologische Patienten, oft lange

Wartezeiten entstehen. Sorgen Sie für ausreichende und entsprechend anregende Literatur/Zeitschriften. Je nach Ihrer Klientel sollten Sie bestimmte Zeitschriften auswählen, die für diese wichtig sind und nicht immer Ihrem Geschmack entsprechen müssen. Sie können während der Wartezeit Ihre Patienten nicht umerziehen! Achten Sie darauf, dass die Zeitschriften nicht zerfleddert wirken, sie müssen rechtzeitig ausgetauscht werden.

Sehr bewährt hat es sich, eine Praxisinformation, zum Beispiel als Ordner, im Wartezimmer auszulegen. Aus diesem Ordner können die Patienten Wesentliches über die Praxisorganisation, über Sprechzeiten, telefonische Erreichbarkeit, Leistungsspektrum der Praxis und weitere Informationen entnehmen, Sie können dort auch Informationen über IGEL-Leistungen ablegen, die von den Patienten in Ruhe während der Wartezeit gelesen werden können.

I Sprechzimmer

Das Sprechzimmer ist das Persönlichste des Arztes. Es sollte also auch entsprechend gestaltet sein. Der Patient wird sehr genau betrachten, welche Bilder Sie zum Beispiel aufgehängt haben. Der Schreibtisch darf ruhig Ihr »Persönliches« widerspiegeln. Da Sie sehr viel Lebenszeit in Ihrem Sprechzimmer verbringen, sollte die Atmosphäre so gemütlich sein, dass Sie sich gern dort aufhalten. Sterile Schleiflackatmosphäre ist richtig für das Praxislabor, den Ultraschallraum oder Untersuchungsräume. Ihr Sprechzimmer darf anders wirken und wird dann seine Wirkung auf die Patienten nicht verfehlen!

11. Regressprophylaxe

Hier gilt insbesondere alles, was wir im Kapitel 4 über das Budgetmanagement ausgeführt haben.

Seit Anfang des Jahres 2002 ist das Risiko, wegen unwirtschaftlicher Verordnung in den Arzneimittelregress genommen zu werden, gewaltig gestiegen. Jetzt werden Richtgrößen angewendet, die sich von KV zu KV und von Arztgruppe zu Arztgruppe unterscheiden.

Informieren Sie sich genau über die Richtgrößen Ihrer Kassenärztlichen Vereinigung für Ihre spezielle Arztgruppe und entnehmen Sie eine Überschreitung dieser Richtgrößen Ihren aktuellen KV-Informationen zu Ihrer Quartalsabrechnung.

Sollten Sie hier deutlich über dem Durchschnitt Ihrer Fachkollegen liegen, müssen Sie Ihre eigene Verordnung überprüfen und sich überlegen, welche Argumente Sie bei einer entsprechenden Prüfung haben.

Seit dem 20. September 2001 bietet die Firma Bristol-Myers Squibb GmbH®, München, einen kostenlosen Arzneimittelregress-Check online an. Die Bedienung ist unkompliziert und leicht verständlich, setzt jedoch voraus, dass man einen Internet-Anschluss hat.

Sie benötigen zunächst ein DocCheck-Passwort, das Sie problemlos erhalten. Unter der Internet-Adresse www.b-ms.de finden Sie unter der Rubrik »Unternehmen Arztpraxis« den Arzneimittelbudget-Check. Sie können hier den Einmaltest machen, dabei werden Ihre Daten nicht gespeichert und müssen dann jedes Mal neu eingegeben werden. Wenn Sie den »Persönlichen Test« wählen, werden Ihre Daten gespeichert und Sie können sie quartalsweise ergänzen. Der

Zugang ist durch ein Passwort geschützt, die Daten können nur von Ihnen persönlich eingesehen werden.

Intention der Firma ist es, die Ärzte über die Arzneimittel-Richtgrößensituation zu informieren und vor dem gefürchteten Arzneimittelregress zu schützen.

Wir gehen heute davon aus, dass jedem zweiten Kollegen eine Prüfung droht. Die gesetzlich verankerten Prüfgrenzen (5 Prozent über dem individuellen Arzneimittelbudgetwert des Arztes) sind so eng gezogen, dass sich für die Jahre 2000 und 2001 40 bis 50 Prozent aller niedergelassenen Ärzte in der Prüfzone und bis zu 30 Prozent gar in der Regresszone bewegen dürften. Bei vielen Ärzten können sich die Regressforderungen auf mehrere 5000 Euro und mehr belaufen.

Der Arzneimittelregress-Check soll hier ein Frühwarn- und Steuerungssystem für den niedergelassenen Arzt sein. Der Benutzer erhält einen genauen Überblick über seine budgetäre Arzneimittelsituation und die Verordnungskosten.

Praxisbesonderheiten werden berücksichtigt. Durch die Auswertung der eingegebenen Parameter wird dem Arzt seine individuelle Budget-Auslastung errechnet. Er wird so vor einer drohenden Regresspflicht gewarnt und kann dementsprechend handeln.

Es bleibt nun dem Einzelnen überlassen, ob er die Verordnung tatsächlich nach einem Richtgrößenbudget ausrichten will. Oft müssen wir in der Praxis zwangsläufig handeln und können nicht einfach mit der Verordnung aufhören, nur weil wir eine Richtgröße überschritten haben.

Es ist jedoch sehr interessant, einmal einen solchen Check mitzumachen, um seine eigenen Schwächen kennen zu lernen. Viele Kollegen wachen dann erst richtig auf, wenn sie von der Gefahr wissen, und überprüfen ihre Verordnungen kritisch.

Wenn Sie die Gefahr eingehen, Ihre Richtgrößen zu überschreiten, sammeln Sie fortlaufend Argumente – die Sie zum Beispiel in einem Karteikartensystem notieren –, warum Sie bei bestimmten Patienten bestimmte Medikamente unbedingt verordnen mussten, sodass diese Medikamente nachher aus Ihren persönlichen Richtgrößen herausgerechnet werden können.

12. Strategien gegen das »Burn-out«-Syndrom

Jeder kennt die folgende Beschreibung, die darstellt, wie die Stressantwort des Körpers ausfällt und was im Einzelnen die Folgen von Dauerstress sind. Sie sollten doch einmal diese Seiten durchlesen und sich dabei vorstellen, dass diese Darstellung nicht nur für Patienten gilt, sondern auch für Ihren Stress und für Ihr eigenes Leben.

Auf Stress reagiert der Körper mit fein differenzierten, komplexen Nachrichtenströmen, wobei Nerven und Hormone die Informationen in alle Körperregionen tragen, wo sie dann je nach Zelltyp spezifische Reaktionen hervorrufen.

Im **Thalamus** laufen die Nervenstränge der Sinnesorgane zusammen. Melden sie eine akute Gefahr, werden der Mantelkern und der blaue Kern aktiviert, die Stressreaktion läuft ab. Der blaue Kern aktiviert den **Sympathikus**, in Sekundenbruchteilen schütten die Nervenenden Noradrenalin aus, den Botenstoff, der die Stressreaktion im Wesentlichen ankurbelt. Die Nebenniere produziert einen Großteil der Stresshormone (zum Beispiel Cortisol). Der Sympathikus stimuliert im Nebennierenmark die Ausschüttung von Adrenalin und Noradrenalin, die beiden Wirkstoffe koppeln an zwei Rezeptortypen der Körperzellen. Je nach Rezeptortyp hemmen oder fördern die Hormone die Aktivität. Der **Hypothalamus** setzt eine Hormonkaskade in Gang, indem er das Corticotropin-Releasing-Hormon ausschüttet, das die Hirnanhangdrüse zwingt, mehr Corticotropin zu bilden. Dieses gelangt über die Gefäße zur Nebennierenrinde, die daraufhin mehr Cortisol produziert. Steigt jedoch die Cortisol-Konzentration im Blut bis zu einem gewissen Level, registrieren dies der Hypothalamus sowie die Hirnanhangdrüse und bremsen die

Hormonproduktion. Weniger Cortisol entsteht, die Stressreaktion lässt nach.

Auf die glatte Muskulatur wirken Adrenalin und Noradrenalin nur im Beisein von Cortisol. Die Stresshormone versetzen den Körper in erhöhte Alarmbereitschaft. Die Arterien werden weit gestellt, die Körperzellen reagieren bei Stress weniger auf Insulin und nehmen deshalb wenig Zucker auf. So bleibt mehr Zucker im Blut und kann das Gehirn ausreichend mit Energie versorgen.

Akuter Stress aktiviert die Fresszellen des Immunsystems. Die Wirkung von Zytokinen, den Botenstoffen, die zwischen Immunzellen vermitteln, wird durch Noradrenalin verstärkt, nach wenigstens 30 Minuten durch Cortisol wieder gebremst.

Die **Folgen von Dauerstress** zeigen den Nervenzellen eine Zerstörung und eine Hemmung der Gedächtniszellen. Bei der **Bauchspeicheldrüse** verringert Stress die Wirkung von Insulin auf die Körperzellen, wodurch die Inselzellen immer mehr Insulin produzieren, bis sie erschöpft sind. Damit steigt das Diabetes-Risiko. Bei den **Blutgefäßen** zeigt ein chronisch erhöhter Blutdruck Gefäßwandschädigungen mit den Folgen Arteriosklerose, Infarkte in Herz, Lunge oder Gehirn. Bei den **Muskeln** kommt es zu Verspannungen durch Überaktivierung. Die Magendurchblutung wird verringert, dadurch gelangen weniger Immunzellen in den Bereich des Magens, der häufig (80 Prozent) vorhandene Helicobacter pylori kann sich vermehrt ausbreiten, Magenschleimhautentzündung, Ulcera, Schmerzen und Übelkeit sind die Folgen. Bei den Geschlechtsorganen hemmt Cortisol indirekt die Testosteron-Synthese, dadurch sinkt die Libido, die Hoden produzieren weniger Spermien, Impotenz kann die Folge sein, bei Frauen ist der Menstruationszyklus gestört. Beim **Immunsystem** zeigt erhöhtes Cortisol im Blut eine Bremsung der Zytokin-Synthese und damit Blockaden im Bereich der Körperabwehr. Das Cortisol hemmt zudem das lymphatische System. Ein relativer

Cortisol-Mangel, der konsekutiv entstehen kann, führt zu einer Überaktivierung des Immunsystems, diese wiederum kann Mattheit, Depression und sozialen Rückzug auslösen.

Dies einmal zusammen wahrgenommen zeigt, welche gesundheitlichen Risiken wir eingehen, wenn wir uns dem Stress und einem möglichen Burn-out-Syndrom aussetzen. Tatsache ist, dass wir selbst es als Letzte merken, wann wir tatsächlich »ausgebrannt« sind. Gehen Sie einmal die folgende Checkliste durch und kreuzen Sie an, welche Symptome auf Sie persönlich zutreffen:

- Die Arbeit macht mir keinen Spaß mehr.
- Ich fühle mich chronisch gestresst.
- Ich bin fortlaufend überfordert.
- Ich bin morgens schon müde und abgespannt.
- Meine Familie hält mich für zynisch.
- Ich fühle mich leer und ausgebrannt.
- Ich habe eigentlich zu nichts richtige Lust.
- Ich bin gereizt und aggressiv.
- Ich habe keine Zeit für meine Freunde
- Ich bin unkonzentriert.
- Es unterlaufen mir viele Fehler.
- Auch nach dem Wochenende bin ich nicht erholt.
- Ich habe zwar Hobbys, aber keine Zeit.
- Ich bin ungerecht.
- Ich bin immer pessimistisch.
- Ich erkenne bei mir eine Suchtgefahr.
- Meine Arbeitszeit entspricht nicht meiner Leistung.
- Ich frage mich nach dem Sinn meiner Arbeit.
- Ich nehme zunehmend körperliche Symptome an mir wahr.
- Ich habe Schlafstörungen.

Wenn Sie bei mehr als drei der oben genannten Symptome ein Kreuzchen machen mussten, sind Sie in der Gefahr, in ein Burn-out-Syndrom hineinzuschlittern.

Wir gehen heute davon aus, dass ein deutscher Allgemeinarzt wöchentlich 68,5 Stunden arbeitet und dass gerade sehr engagierte und aktive Menschen, die auch intensiv mit ihren Patienten mitleiden und neben ihrer gewaltigen Arbeitsleistung noch viel Zeit für die eigene Fortbildung verbrauchen, besonders gefährdet sind, dieses Burn-out-Syndrom zu erleiden.

Was kann man generell dagegen tun?

1. Setzen Sie Grenzen und lernen Sie »Nein« sagen.
2. Machen Sie Pausen, auch im Sinne eines strukturierten Kurzurlaubes, der zwischen den großen Urlauben eingeschoben wird.
3. Machen Sie während Ihres Arbeitstages immer wieder kleine Pausen, auch diese dienen der Erholung.
4. Haben Sie Zeit für Ihr Hobby! Planen Sie mindestens einen Abend der Woche, an dem Sie etwas für sich selbst tun; natürlich ist es schön, wenn es mit den Interessen Ihrer Familie übereinstimmt. Die Familie ist jedoch nicht das einzige Kriterium, das für die Wahl eines Hobbys wichtig ist. Auch für die Familie ist wichtig, dass Sie gesund bleiben.
5. Achten Sie auf Ihre Arbeitszeit und wägen Sie Verdienstmöglichkeit gegen Lebenszeit ab.
6. Nehmen Sie an Selbsterfahrungs- oder Qualitätszirkeln teil. Sie erhalten dort wesentliche Tipps und Erfahrungen von Kollegen, die Ihnen weiterhelfen können.
7. Versuchen Sie, Spaß am Leben zu finden!
8. Erlernen Sie eine Entspannungstechnik (autogenes Training, Heileurythmie, Tai-chi oder Ähnliches) und führen Sie diese regelmäßig durch.

Ich bin mir bewusst, dass dieses Kapitel an der Oberfläche bleiben muss. Wichtig an diesem Punkt ist, dass jeder den Check durchführt, ob er in Gefahr ist, an dem Burn-out-Syndrom zu leiden. Dann führen Sie das Krisenmanagement, das Sie in einem solchen Fall bei Patienten durchführen würden, auch bei sich selbst durch!

13. Der ärztliche Blick

Ganz wichtig ist es, den ärztlichen Blick ständig zu schulen und zu trainieren. Dies ist nicht nur notwendig, um letztlich eine medizinische Diagnose zu stellen; das genaue Beobachten unseres Patienten-Gegenüber führt dazu, dass wir in kurzer Zeit bei einem Menschen, den wir schon längere Zeit kennen, Veränderungen bemerken können, die sonst nur durch umfangreiche Untersuchungen eruiert werden.

Es ist Ihre professionelle Aufgabe, während Sie dem Patienten gegenübersitzen und ihn vielleicht noch begrüßen oder einleitende Bemerkungen machen, ihn genau zu analysieren:

- Als Sie das Zimmer betreten haben, wie schnell oder langsam ist er aufgestanden?
- Hat er erkennbare Schmerzen dabei gehabt?
- Ist er einseitig?
- Wie ist die Haltung beim Sitzen?
- Macht er einen entspannten Eindruck?
- Ist er vornübergebeugt?
- Wie ist die Hautdurchblutung?
- Wie ist der Blick?
- Wie sind die Skleren?
- Wie ist die Hautfarbe?
- Wie ist die Lippendurchblutung?
- Gibt es Einseitigkeiten im Gesicht?
- Wie ist die Sprache?
- Wie ist die Stimmung des Patienten?
- Wie ist die Atmung?

Wenn Sie diese Fragen stellen, die man dem bekleideten

Körper schon ablesen kann, und Sie dies mit dem in Ihrem Inneren gespeicherten Bild des Patienten vergleichen, haben Sie bereits die Hälfte der Diagnose gestellt und müssen manches überhaupt nicht mehr eruieren beziehungsweise können gleich gezielt Fragen stellen.

Schulen Sie deshalb den ärztlichen Blick, indem Sie lernen, äußere Symptome der Patienten, deren Krankheiten Sie kennen, zuzuordnen. Wie sieht ein Patient mit einem malignen Pleuraerguss aus, wie atmet er? Wie sieht jemand mit Lebermetastasen aus? Wie riecht ein solcher Patient? Setzen Sie Ihre gesamten Sinne ein, um den Patienten als Ihr Gegenüber wahrzunehmen.

Dieses kurze Kapitel soll nur eine Anregung sein, sich ständig in der Wahrnehmung zu schulen, da Sie diese Erfahrung brauchen, um eine Sprechstunde in einer auch unter heutigen Gesichtspunkten akzeptablen Zeit absolvieren zu können und dabei nicht nur Ihr Zeitmanagement einzuhalten, sondern Wesentliches bei dem Kranken zu erkennen.

Es gibt immer wieder Tests in Automobilzeitschriften, wo ein bestimmter Autotyp mit bestimmten »Symptomen« in die Werkstatt gebracht und beobachtet wird, wie häufig von der Werkstatt die Diagnose gestellt und die entsprechende »Therapie« durchgeführt wird.

Es gibt solche Untersuchungen auch für Ärzte, indem getestet wurde, welche pathologischen Einzelheiten, die allein durch äußere Inspektion der Haltung, des Gesichts und der Mimik des Patienten wahrgenommen werden können, nach einem fünfminütigem Gespräch hängen geblieben sind.

Erschreckenderweise zeigte sich, dass zum Beispiel 30 Prozent der Kollegen eine Horner-Trias gar nicht bemerkt hatten, dass 20 Prozent einen Foetor ex ore (Alkohol) übersehen hatten oder übersehen wollten, dass 60 Prozent gelb verfärbte Skleren nicht wahrgenommen hatten und über 50 Prozent eine eingeschränkte Atmung nicht erkannt hatten.

Diese Zahlen sollten Sie zum einen erschrecken und zum anderen Ihre Weiterbildung ankurbeln, um in kurzer Zeit Wesentliches bei den Patienten wahrzunehmen.

14. Optimales Lesen

Dieses Stichwort klingt zunächst merkwürdig. Lesen haben wir doch alle gelernt; was man hier noch weiter trainieren soll, bleibt zunächst unklar. Gemeint ist, dass die tägliche Datenflut in Fortbildungszeitschriften, Werbeaussendungen, Arztbriefen oder Befundberichten immer größer wird und wir gerade bei onkologischen Patienten oft umfangreiche Unterlagen zur Krankheitsvorgeschichte durcharbeiten müssen, um uns über sie klar zu werden und zu entscheiden, welche möglichen Therapien noch sinnvoll wären.

Die Fortbildungszeitschriften stapeln sich auf dem Schreibtisch, anschließend auf dem Boden; ist deren Menge entsprechend groß, wird »tabula rasa« gemacht, alles entsorgt und wieder neu angefangen. Das Spiel wiederholt sich anschließend von vorn, da wir immer weniger Zeit haben, diese Zeitschriften alle zu lesen.

Manche reißen aus den Zeitschriften interessante Artikel heraus, legen sie zur Seite, um sie »später« einmal zu lesen. Der Effekt ist letztlich der Gleiche, auch sie werden nicht dazu kommen, die Artikel zu lesen, nur die Stapel werden kleiner, da ja nur Exzerpte vorhanden sind.

Gleichzeitig steigt aber der Spiegel des schlechten Gewissens, da wir ja doch der Meinung sind, dass wir uns ständig weiterbilden müssen und immer in der Sorge leben, dass wir bei unseren Patienten etwas versäumen könnten, was dann nicht wieder gutzumachen wäre. – Wie bewältigt man eine solche Datenflut?

Hierzu gibt es seit Jahren Kurse, die von jeder Volkshochschule fast an jedem Ort angeboten werden. Wenn Sie sich für diesen Punkt interessieren, machen Sie sich kundig. Die

Durchführung und die Teilnahme an einem solchen Kurs kann nur empfohlen werden.

Erinnern Sie sich einmal daran, wie Sie früher Lesen gelernt haben. Zunächst hat man die einzelnen Buchstaben kennen gelernt, dann hat man sich ein Wort vorgenommen und die einzelnen Buchstaben nacheinander »buchstabiert«, bis man das Wort erkannt und flüssig noch einmal von vorn vorgelesen hat.

Wir haben dann gelernt, nicht einzelne Buchstaben und einzelne Worte zu lesen, sondern Wortkombinationen, kleinere Halbsätze und Sätze, vielleicht sogar ganze Abschnitte mit einem Blick zu erfassen und damit immer flüssiger zu lesen.

Nicht beim Buchstabieren stehen zu bleiben, sondern abschnittsweise bis hin zu dem Ziel, seitenweise auf einen Blick zu lesen, kann man weiter trainieren. Irgendwann haben wir aufgehört dies zu tun und sind beim Abschnitt stehen geblieben, ein intensives Training kann uns aber erlauben, zum Beispiel eine Zeitschrift wie »Der Spiegel« in 15–20 Minuten zu »lesen«. Lesen bedeutet in diesem Kontext, dass wir informiert sind, was im »Spiegel« der jeweiligen Woche enthalten ist, dass wir informiert sind über bestimmte Vorgänge und dass wir dann entscheiden können, was uns selber so interessiert, dass wir es wirklich ausführlich lesen wollen.

Dies gilt auch für Fachzeitschriften. Wie häufig wird über bestimmte Vorgänge doppelt und dreifach berichtet. Wie häufig werden Studien produziert, die keine neuen Erkenntnisse vermitteln, sondern Altbewährtes wiederholen. Ein »Seitenlesen mit einem Blick« führt dazu, dass wir kurz überschauen können, ob uns der Artikel wirklich interessiert und daher lohnt, genau gelesen zu werden oder ob wir ihn ablegen, beziehungsweise gleich wegwerfen können.

Im Anhang S. 187 ist eine Trainingsseite zu finden, mit der optimales Lesen vorbereitet wird. Die Seite mit den Fachausdrücken für die Onkologie zeigt Ihnen die wichtigsten Termini, die Sie mit einem Blick erfassen können sollen, da sie in onkologischen Texten immer wieder auftauchen und für die Prognose des Patienten relevant sind. Auch wenn Sie Klinik-Entlassungsberichte durchlesen, die oft sehr umfangreich sind, falls der briefschreibende Kollege alle Klinikbefunde einschließlich aller Röntgenuntersuchungen einfach abdiktiert hat, hilft Ihnen das schnelle Wiedererkennen dieser Stichworte, schnell zum Wesentlichen vorzudringen. Sie können beginnen, diese Worte einzeln zu lesen, versuchen Sie sie dann im Kontext zu erfassen. Sie können auch versuchen, indem Sie diese Liste mit dem Fotokopierer auf DIN A4 vergrößern, sie eine Minute betrachten und dann auflisten, welche Fachausdrücke bei Ihnen hängen geblieben sind.

Verzweifeln Sie nicht am Anfang, denken Sie daran, dass es sich hier um ein Training handelt. Lernen Sie diese Fachausdrücke immer schneller zu lesen und in ihrem Kontext immer mehr abschnittsweise wahrzunehmen.

Mit Hilfe eines weiteren Blattes zu »Optimales Lesen« kann der Blickwinkel und die Zeilenbreite trainiert werden.

15. Der 7-Minuten-Manager

Dieses Kapitel verdankt seine Entstehung dem kleinen Büchlein »Der Minuten-Manager« von Kenneth Blanchard und Spencer Johnson (siehe Literaturverzeichnis). Darin wird das »Geheimnis des Managements« verraten, wie man in kürzester Zeit Ziele mit Mitarbeitern formulieren, Kritik austeilen (wo notwendig) und Lob aussprechen kann, das motivierend wirken soll. Es ist faszinierend, wenn man einmal versucht, das auf die eigene ärztliche Praxis zu übertragen.

Insbesondere der Kunstgriff, nicht nur ein Ziel – in diesem Falle für unsere Therapie – zu entwerfen, sondern den Patienten auch zu kritisieren für das, was er nach unserem letzten Gespräch nicht geschafft hat, ihn aber auch zu loben für all das, was er zum Beispiel an persönlicher Lebensveränderung zustande gebracht hat, bringt erstaunlich viel für die tägliche Sprechstunde.

Wir verbieten uns eigentlich sonst, Patienten zu kritisieren. Ist das aber die normale Lebenssituation? Werden nicht auch wir täglich kritisiert, nicht nur in den Medien, sondern auch von unseren Patienten, die uns ständig bewerten und sich überlegen, ob sie uns treu bleiben oder vielleicht in eine andere Praxis wechseln? Ist es unter erwachsenen Menschen nicht möglich, eine Kritik für Erreichbares, aber nicht Erreichtes auszusprechen, die dann aber verbunden sein muss mit einem Lob für all das, was inzwischen geleistet worden ist? Kritik allein stehen zu lassen, ist gefährlich, da dann die Sprechstunde beziehungsweise das Gespräch mit einem Missklang enden würde. Das Lob, das sozusagen mit dem Händedruck beim Verabschieden bekräftigt wird, hilft dem Patienten über die vorher eingesteckte Kritik hinweg. Sie ist jedoch notwendig, um ihm zu verdeutlichen, was er in seinem Leben alles verändern muss, wenn das gemeinsam besprochene Ziel (bei unseren onkologischen Patienten natürlich eine möglichst lange Überlebenszeit) erreicht werden soll.

Viele onkologische Patienten gehen leider davon aus, dass sie bei ihrer Erkrankung mit einem »blauen Auge« davonkommen werden. Sie beginnen erst dann mit Änderungen im persönlichen Bereich, wenn eine Metastasierung eingetreten ist, meist kommt diese Änderung dann aber zu spät, da eine Heilung wohl nicht mehr eintreten wird.

Insofern ist es nach meiner Ansicht berechtigt, dem Patienten durch Kritik klarzumachen, welche Defizite er bezüglich seines Therapiezieles aufweist.

In den vergangenen Jahren ist es nicht einmal vorgekommen, dass ein Patient sich später über eine solche Kritik beschwert hätte, wir haben es im Gegenteil oft erlebt, dass sie im Nachhinein gesagt haben: »Damals haben Sie mir durch einen bestimmten Hinweis sehr geholfen.«

Wir haben versucht, das Minuten-Management auf die Praxis anzuwenden, und sind zu einem 7-Minuten-Management gekommen, das Befundanalyse, Risikoanalyse, Laboranalyse, Therapiebewertung und Therapieziel, Umfeldanalyse, Kritik und Lob umfasst. Für jeden Punkt haben wir eine Minute angesetzt, verbrauchen also sieben Minuten unseres Zeitbudgets, haben aber, wenn uns dieses Programm gelingt, nicht nur den Patienten wahrgenommen, sein Risiko richtig eingeschätzt, seine Laborwerte betrachtet und mit ihm besprochen, ein neues Therapieziel mit ihm gesetzt, sein persönliches Umfeld beleuchtet, sondern ihm Hinweise (durch die Kritik) für die nächste Zeit und Lob für das Erreichte ausgesprochen.

Wir brauchen auch als anthroposophische Ärzte keine Bedenken zu haben, wenn wir ein Zeitmanagement betreiben. Lange Gespräche zu führen, ohne dass effizient die oben genannten Kriterien erfüllt werden, wirkt zwar nach außen befriedigend und der Arzt wird vielleicht mit dem Prädikat versehen, dass er unbegrenzt Zeit habe, oft aber ist es nicht gelungen, das zu erledigen, was eigentlich unsere Aufgabe in einer Sprechstunde ist.

Dieses Zeitmanagement schafft Freiräume, und Sie können darüber entscheiden, ob Sie die gewonnene Zeit als Freizeit nutzen wollen, als Lebenszeit für sich und Ihre Familie oder ob Sie durch dieses Zeitmanagement für die Patienten Ressourcen eröffnen, die wirklich Ihrer zeitlichen Hilfe bedürfen, zum Beispiel durch eine Gesprächstherapie oder durch ein langes Gespräch als Sterbebegleitung.

Um dieses 7-Minuten-Programm zu schaffen, müssen bestimmte Vorbedingungen gegeben sein. Verschiedene Aspekte wurden schon aufgezeigt; angefangen mit dem Trainieren der Fähigkeit, optimal zu lesen, bis hin zu rein äußerlichen Organisationen und der Schulung von Wahrnehmungsfähigkeiten gegenüber dem Patienten. Ohne Beherrschung dieser Punkte lässt sich ein solches Programm natürlich nicht erreichen.

Durch Spezialisierung auf die Betreuung onkologischer Patienten, durch Vorträge und Seminare habe ich in der Vergangenheit viele Kollegen hinsichtlich der Therapie ihrer Patienten beraten. Ich war häufig erstaunt darüber, wie wenig informiert sie über ihre Patienten waren und dass sie auch trotz des Vorliegens der Karteikarte sehr lange blättern mussten, um meine kurzen Fragen nach Alter, Erkrankung, OP-Zeitpunkt, Radikalität der Operation, Lymphknotenbefall, Histologie, Hormonrezeptoren, durchgeführten Therapien, letztem Blutbild und letztem Tumormarker innerhalb erträglicher Zeit beantworten zu können.

Oft war nicht nur das Chaos in den Karteikarten daran schuld, sondern deren Umfang mit einer Vielzahl der abgelegten Befunde, die zum Teil durch die weitere Progression der Erkrankung überholt und nicht mehr interessant waren, die aber den Zugang zur Ausgangssituation des Patienten erschwerten.

Wir empfehlen deshalb, ***ein* Blatt** in der Karteikarte anzulegen oder ein solches »Blatt« in den Praxiscomputer zu integrieren, um jederzeit mit einem Handgriff eine Krankengeschichte in ihrer wesentlichen Struktur parat zu haben. Im Anhang unter F und G haben wir ein solches **Risikoblatt** beispielhaft für das Mammakarzinom und das Prostatakarzinom, die beiden häufigsten Tumoren bei Frauen und Männern, erstellt.

Weitere Risikoblätter können nach diesem Schema für alle anderen onkologischen Krankheitsbilder leicht selbst erstellt werden.

A Befundanalyse

Betrachten Sie im Anhang unter F und G die Risikostrukturblätter beim Mammakarzinom oder beim Prostatakarzinom und legen Sie vergleichbare Risikostrukturen für alle bei Ihnen vorkommenden Tumorarten an. Gehen Sie als Erstes mit dem Patienten die Befundanalyse durch, indem Sie kurz noch einmal wiederholen, wann der Patient operiert worden ist, welche Histologie vorlag, in welchem Tumorstadium sich damals der Patient befand und welche Therapien dann durchgeführt wurden. Sie können aus dem Datenblatt in ganz kurzer Zeit entnehmen, um welche Art von Karzinom es sich handelt und wie gravierend der Ausgangspunkt gewesen ist. Wenn Sie dies einmal auf einem solchen Datenblatt zusammengefasst haben, werden Sie fortlaufend viel Zeit sparen, weil Sie nicht immer wieder mühsam aus Histologiebefunden oder Klinik-Entlassungsberichten sich die Informationen zusammensuchen müssen. So nimmt zum Beispiel die Suche, ob die Hormonrezeptoren bestimmt wurden, ob sie positiv waren, in welchem Maße sie positiv waren, immer relativ viel Zeit in Anspruch, wenn die Information überhaupt vorliegt; Sie können viel Zeit sparen, wenn Sie dies einmal dokumentieren und immer wieder darauf zurückgreifen können.

Manchmal erleben Sie auch, wie fehlerhaft oder unvollständig Arztberichte sein können, indem wesentliche Informationen, die Sie zum Beispiel auf dem Datenblatt eintragen wollen, einfach nicht vorliegen, im Arztbericht nicht erwähnt sind oder die entsprechenden Untersuchungen schlichtweg nicht durchgeführt worden sind.

Das Zurückerinnern an den Ausgangspunkt versetzt den Patienten auch noch einmal in die Lage, kurz darüber nachzudenken, was damals zum Zeitpunkt der Diagnosestellung und Operation mit ihm vor sich gegangen ist, was er in der Zwischenzeit erlebt hat und wo er heute steht. Diese Kurzerinnerung ist für das Gespräch hilfreich, sie läuft mehr emotional ab und benötigt eigentlich kaum Zeit.

B Risikoanalyse

Die Risikoanalyse, die Sie gemeinsam mit dem Patienten aus dem Datenblatt entnehmen, ergibt sich aus dem Tumorstadium, einer eventuellen Lymphangiosis, einem Lymphknotenbefall oder – speziell beim Prostatakarzinom – einer Kapselüberschreitung oder einem extrakorporalen Befall. So wird auf einen Blick klar, in welchem Risikostadium sich der Patient befindet. Dies ist extrem wichtig dafür, wie gründlich Sie den Patienten auch körperlich untersuchen müssen beziehungsweise, in welchem Abstand Sie weitere Untersuchungen ansetzen müssen.

Ein Lymphknotenbefall stellt natürlich ein Risiko dar, sehen Sie aber aus Ihrem Datenblatt, dass eine R0-Operation nicht gelungen ist, ist das Risiko noch ungleich höher. Weiterhin wichtig ist die Bestimmung des Grading als Maß für die Bösartigkeit des Tumors. Gerade das Grading ist für die Risikoeinschätzung von allergrößter Wichtigkeit. Eine Patientin, die mit Lymphknotenbefall und einem G3-Tumor in die Praxis kommt, hat natürlich primär für die nächsten zwei, drei Jahre ein sehr hohes Risiko für ein Rezidiv beziehungsweise für eine Metastasierung. Sind aber vier bis fünf Jahre oder noch länger vergangen, dreht sich das ursprünglich schlechte Risiko um. Jetzt hat eine Patientin mit einem G1-Tumor, der langsam wächst, ein sehr viel schlechteres Risiko, da hier auch noch nach vier, sieben und elf Jahren (Merkbrücke: 4711 – Kölnisch Wasser, siehe Seite 30) eine Metastasierung eintreten kann. Wir können deshalb einer Patientin verlässlich sagen, wenn sie die 5-Jahres-Rate überschritten hat, dass sie mit einem G3-Tumor aller Voraussicht nach kein Rezidiv oder keine Metastasierung mehr erleiden wird, sondern dass diese Gefahr bereits hinter ihr liegt. Man muss aber diese Gefahren nicht immer aussprechen, es reicht oft, sie für uns selbst, für den Umfang unserer Laboruntersuchungen oder den Umfang weiter angesetzter Röntgenuntersuchungen zu memorieren und so nicht der fortschreitenden Erkrankung möglicherweise »hinterherzuhinken«, sondern rechtzeitig präventive diagnostische Maßnahmen einleiten zu können.

C Laboranalyse

Zunächst haben Sie aus dem Datenblatt noch entnommen, ob der Tumormarker präoperativ bestimmt worden ist und ob er präoperativ erhöht war. Beim Prostatakarzinom und einer möglichen Operation ist noch wichtig, wie der postoperative Tumormarker aussah, weil Sie daraus oft entnehmen können, ob wirklich eine R0-Resektion durchgeführt wurde oder ob primär schon Tumorreste vorhanden waren, die eigentlich einer Bestrahlungsbehandlung bedürften.

Die Laboranalyse umfasst die Laboruntersuchungen, wie wir sie unter dem Kapitel zur Misteltherapie kennen gelernt haben, das heißt, wir bewerten das Blutbild und optional den Interleukin-II-Rezeptor bezüglich der vorliegenden Immunstimulation, optional zusätzlich den EFT-Test zur Immunfunktion.

Weiterhin bewerten wir die durchgeführten Laboruntersuchungen, zum Beispiel das Tumor-Nachsorgeprofil (Blutbild, Leberwerte, LDH, AP, Kalziumspiegel und Eisen).

War es sinnvoll, den Tumormarker durchzuführen, gilt dem Tumormarker der erste Blick, weil er, da ja die Verlässlichkeit dann schon geprüft worden ist, eine große Aussagekraft besitzt.

Wir besprechen immer kurz die Laborwerte mit unseren Patienten und geben nach der Sprechstunde die Laborwerte als Computerausdruck mit. Manche Patienten versuchen, die Laborwerte schon vor der Sprechstunde zu bekommen; dies lassen wir nicht zu, da sie sonst durch deren Missinterpretation schon in Panikstimmung sind, bevor sie das Sprechzimmer betreten haben.

Ihnen ist leicht verständlich zu machen, was die einzelnen Laborparameter bedeuten. Achten Sie einmal darauf, wie wenig Zeit Sie dafür benötigen und wie viel Sie davon profitieren können. Viele gut informierte Patienten ertragen es heute nicht mehr, wenn sie nur noch mitgeteilt bekommen: »Die Laborwerte sind in Ordnung!«

Sie haben jetzt den Befund, das Risiko des einzelnen Patienten und seine aktuellen Laborwerte vor Augen und im Kopf und kommen jetzt zu deren Bewertung und zum Ziel der Therapie.

D Therapiebewertung und Therapieziel

Sind die Laborwerte in Ordnung, ist das Immunsystem erfolgreich stimuliert, fällt die Therapiebewertung nicht schwer, und das Therapieziel, diese Laborwerte so zu erhalten, kann leicht erreicht werden.

Ist der Tumormarker erhöht, wird mit dem Patienten besprochen, welche diagnostischen Maßnahmen jetzt durchgeführt werden. In der Panik des Patienten ist es hilfreich, wenn direkt von dem Team der Praxis aus telefonisch die notwendigen Untersuchungen bei Fachkollegen vereinbart werden und so die Zeit bis zur Gewissheit über die Bedeutung veränderter Blutwerte möglichst kurz gehalten wird.

Die Bewertung des Therapiezieles ist natürlich unterschiedlich. Bei einem Patienten in einem metastasierenden Stadium sind es ganz andere Kriterien als bei einem Patienten, der zur ersten Nachsorgeuntersuchung nach seiner Operation kommt. Dies muss individuell geklärt werden.

E Umfeldanalyse

Haben Sie die obigen Punkte geklärt, ist zunächst einmal von dem Patienten ein gewisser Stress abgefallen, da er nun weiß, dass seine Befunde stabil geblieben sind und er sich keine Sorgen machen muss. Sind die Blutwerte nicht in Ordnung, muss geklärt werden, warum Veränderungen festzustellen sind. Hat er seine Medikamente nicht regelmäßig eingenommen, sind die Mistelinjektionen regelmäßig durchgeführt worden, wie sieht das seelische Umfeld des Patienten aus, das Verhältnis zum Ehepartner, zur Familie insgesamt, das Verhältnis zum Arbeitgeber und zu den Mitarbeitern am Arbeitsplatz? Weiter ist zu klären, ob er seine Erkrankung bereits vergessen oder verdrängt hat, weil sie ihn zu sehr belastet hat oder ob durch starke seelische Affektionen zum Beispiel ein Immundefizit aufgetreten ist.

Hier hat es sich sehr bewährt, den Patienten nach diesen Umfeldbelastungen zu fragen; viele wissen sehr genau, wo die Belastungen liegen könnten. Sie werden gemeinsam mit dem Patienten durchgegangen, es wird eine Strategie zur Behebung dieser Defizite entwickelt.

F Kritik

Aus dem oben genannten Resultaten beziehungsweise Beurteilungen wird die Kritik am Patienten entwickelt. Sie haben spätestens bei der Therapiebewertung, dem Therapieziel oder der Umfeldanalyse gemerkt, inwieweit Ihr Patient an der Überwindung der Krebskrankheit weiter mitgearbeitet hat oder ob er sozusagen seine Erkrankung »bei den Ärzten abgegeben hat«. Es ist erstaunlich, wie viele Patienten hoffen, dass nach Operation, Bestrahlung und eventueller Chemo- oder Hormontherapie das Stadium der Gesundung bereits erreicht sei. Dies wird durch die schulmedizinische Auffassung leider oft unterstützt, dass ja durch die genannten Therapien die Krebskrankheit beseitigt sei und der Patient so weiterleben könne wie bisher. Dass dies falsch ist, wissen wir alle. Es wird trotzdem weiter verbreitet.

Die Störung, die zur Krebserkrankung geführt hat, ist nämlich durch die rein schulmedizinischen Therapien nicht beseitigt. Ein vorher bestehendes Immundefizit wird weiter existieren, und der Körper wird mit einer Mikrometastasierung genauso wenig umgehen können wie mit dem sich entwickelnden Tumor.

Familiäre oder Arbeitsplatz-Belastungen, die letztlich mitverantwortlich waren für das Immundefizit und für die Entwicklung des Tumors, sind bei vielen Patienten nach wie vor ungeklärt und belasten den Organismus zusätzlich zur Therapie weiterhin. Hier ergibt sich ein großes Feld für eine mögliche Kritik, die in höflicher und verständlicher Form vorgebracht werden muss und dem Patienten in den meisten Fällen einsichtig ist.

G Lob

Nach dieser Kritik muss unmittelbar das Lob des Patienten erfolgen und wird dann durch den Händedruck bekräftigt. Wenn man gemeinsam eine Krankengeschichte, wenn auch in kurzer Zeit, durchgegangen ist, gibt es auch genug zu loben. Wie der Patient sich in der Zwischenzeit erholt hat, wie stark er war während der Chemotherapie, Bestrahlung oder hormonellen Therapie, wie gut er es geschafft hat, Krankheit, Familie und Beruf so unter Kontrolle zu halten, dass kein chronisch schlechtes Gewissen gegenüber den beteiligten Personen entstanden ist. Lob auch zum Beispiel für die Veränderung der Lebensgewohnheiten, für das Aufhören des Rauchens, für die Umstellung der Ernährung oder für die Einhaltung von Pausen.

Patienten sind sehr empfänglich für dieses Lob – wir übrigens auch.

Wenn Sie die notwendigen Vorarbeiten geleistet haben, versuchen Sie einmal, bei Ihrem nächsten Krebspatienten diese Vorschläge umzusetzen. Sie werden erleben, dass Sie in kurzer Zeit mit dem, was als Information in einer Sprechstunde vermittelt wird, fertig sind und dann – je nach Ihrer Praxisbesonderheit und Ihrer Zeitstruktur oder Ihrer Persönlichkeit – genügend Zeit haben, individuell auf den einzelnen Patienten einzugehen und spezielle Fragen mit ihm zu besprechen.

Sie sind jedoch sicher, dass Sie keine Zeit »vertrödelt« haben, dass Sie die richtigen Schlüsse für die Therapie gezogen haben, weil Sie die Vorgeschichte des Patienten angeschaut und memoriert haben. Eigentlich ein befriedigendes Gefühl, das sich vertiefen lässt, je mehr wir lernen, die genannten Vorschläge tatsächlich umzusetzen.

Sie werden auch sehen, dass Sie natürlich nicht gleich bei Ihrem ersten Patienten mit sieben Minuten auskommen, dass Krebspatienten, die allgemein als zeitraubend und schwierig gelten, jedoch sehr liebenswerte Mitmenschen in einer schwierigen Lebenssituation sind, denen geholfen werden muss und kann und zu denen oft ein ganz besonderes Verhältnis entsteht.

Sie werden erleben, dass man zu Krebspatienten ein anderes Verhältnis aufbaut als zu solchen, die nur mit einem eingewachsenen Zehennagel oder mit einem Pilzbefall der Füße oder zur Cholesterinbesprechung in Ihrer Sprechstunde erscheinen. Die gemeinsame Therapie einer Krebserkrankung führt zur Ausbildung einer Art Schicksalsgemeinschaft, die verbindet. Deswegen kann man von diesen Patienten auch eine Menge lernen!

16. Hilfen aus dem Internet

Stand Juni 2002

Ein Internet-Anschluss ist zur Fortbildung in einer onkologisch orientierten Praxis sehr hilfreich, weil man sich schnell über neue Therapierichtlinien und Therapieformen oder Chemotherapieanwendungen, aber auch über alle Behandlungsmöglichkeiten informieren kann. Anstatt an dieser Stelle seitenweise Internet-Adressen zu publizieren, möchten wir auf drei hilfreiche Internet-Anwendungen verweisen, die dann dem interessierten Leser weiterhelfen werden.

1. Krebs-Wegweiser des Tumorzentrums Freiburg am Universitätsklinikum Freiburg/Breisgau

www.krebs-wegweiser.de

Dieser Krebs-Wegweiser, der vom Tumorzentrum Freiburg herausgegeben wird, zeigt in Form einer Broschüre, die heruntergeladen werden kann, alle Krebsarten von A bis Z, Entstehung, Risikofaktoren, Prävention und Vorsorge, Diagnostik, die verschiedenen Therapien, Begleiterscheinungen und Nebenwirkungen, aber auch Psyche sowie weitere Informationen und Hilfe zur Selbsthilfe. Eine Link-Sammlung ist mit integriert.

Eigentlich ist diese Internet-Informationssammlung ausreichend, um sich darüber nach weiteren Internet-Adressen selbst informieren zu können und ein umfangreiches Material verfügbar zu machen.

2. Krebskompass der Volker-Karl-Oehlrich-Gesellschaft e.V., Darmstadt

www.krebs-kompass.de

Unter dieser Internet-Adresse sind seit kurzem eine eigene Suchmaschine und ein Internet-Katalog integriert. Die Suchmaschine durchforstet ständig rund 20 000 Seiten von seriösen Websites, die vor der Aufnahme in den Index redaktionell geprüft worden sind. Das Verzeichnis des Krebskompass bietet in übersichtlichen Kategorien hilfreiche Links an, auch die verlinkten Seiten müssen inhaltlichen Anforderungen genügen.

Dieses Qualitätskriterium ist nicht bei allen Suchmaschinen herkömmlicher Art selbstverständlich. Es gibt viele unseriöse Links zum Thema Krebs, da keine redaktionelle Aufbereitung und Überprüfung erfolgt.

Die Betreiber dieser genannten Website beabsichtigen, bestehende Angebote zu vernetzen und den Hilfesuchenden eine Orientierungshilfe anzubieten.

3. Wissens-Netzwerk der Universität Witten/Herdecke/Fakultät Medizin

www.evidence.de

Seit gut einem Jahr hat die Fakultät der Medizin an der Universität Witten/Herdecke im Internet ein Wissens-Netzwerk aufgebaut, das bisher einmalig ist. Auf einer interaktiven Plattform werden auf der Homepage Ärzten und Patienten medizinische Leitlinien zur Verfügung gestellt, deren Aussagen durch aktuelle wissenschaftliche Studien abgesichert, also evidenzbasiert sind.

Die veröffentlichten Leitlinien sind insbesondere für Allgemeinmediziner, die zunehmend als erste Arztgruppe mit der

Frage ihrer Patienten konfrontiert werden, relevant. Auf der Homepage werden über die Vernetzung von Kliniken und allgemeinärztlichen Praxen neueste medizinische Kenntnisse evaluiert und dann rasch und verständlich zur Verfügung gestellt, wo sie als Erstinformation benötigt werden.

Bislang können für fünf medizinische Indikationsgebiete (Harnwerksinfektion, kolorektales Karzinom, Herzinsuffizienz, Decubitus-Prävention und Demenz) Themen abgerufen werden, weitere sechs Themenbereiche sollen folgen. Alle Seiten können als Dateien ausgedruckt und auch dem Patienten in entsprechender Form übergeben werden.

Die genannten Adressen sollten ausreichen, um dem Interessierten den Einstieg ins Internet zu ermöglichen.

17. IGEL-Leistungen als sinnvolle Ergänzung in einer onkologisch orientierten Allgemeinpraxis

Unter IGEL-Leistungen versteht man individuelle Gesundheitsleistungen, die von den gesetzlichen Krankenkassen nicht bezahlt werden, jedoch bei unseren Patienten indiziert und für die onkologische Diagnostik oder Therapie notwendig beziehungsweise unverzichtbar geworden sind. Es soll hier also nicht über Untersuchungsmethoden gesprochen werden, die nur zum »Geldverdienen« durchgeführt werden, sondern die wirklich fundiert sind und sich in langjährigen onkologischen Praxen bewährt haben.

1. Thermoregulation nach Professor Rost

Die Thermoregulation nach Professor Rost ist eine Methode, die seit etwa fünfzig Jahren durchgeführt wird. An sechzig oberflächlichen Hautstellen des Körpers, die im Groben den Headschen Zonen entsprechen, wird vor und nach Abkühlung die Hauttemperatur gemessen. Aus der Reaktion des Organismus lassen sich Entzündungen oder eventuelle Karzinome feststellen sowie Hinweise auf den Pilzbefall des Darmes, das Immunsystem, die Reaktionsbereitschaft des Patienten, seinen Kräftezustand und seine mögliche Prognose gewinnen.

Es sei auf die einschlägigen Publikationen verwiesen. Die Einarbeitung in diese Methode bedarf einiger Kurse. Die Methode selber ist sehr effizient und wird in unserer Praxis seit 15 Jahren angewendet. Als Kosten für die Anschaffung muss mit ca. 6000 Euro gerechnet werden, die Untersuchung wird dem Patienten mit ca. 60 bis 80 Euro in Rechnung gestellt.

2. Laboruntersuchungen

Nicht alle Laboruntersuchungen sind Leistungsbestandteil der gesetzlichen Krankenkassen. So ist es häufig sinnvoll, den Selen- oder Zinkspiegel oder auch den Spiegel für bestimmte Vitamine bestimmen zu lassen. Diese Laboruntersuchungen müssen von den Patienten getragen werden. Für sie ist es jedoch oft billiger, solche Spiegeluntersuchungen durchführen zu lassen und dann eventuell bei einem guten Ergebnis auf eine weitere Therapie zu verzichten, als fortlaufend relativ teure und in ihrer Dosierung weit überhöhte Präparate zu sich zu nehmen, die keinen therapeutischen Nutzen haben, unter Umständen den Organismus sogar massiv belasten.

Weitere Laboruntersuchungen können in der prophylaktischen Bestimmung von Tumormarkern, wie zum Beispiel in der Vorsorge beim Prostatakarzinom, bestehen.

3. Infusionen

Hilfreich sind ISCADOR®-Infusionen, die jedoch dem erfahrenen Therapeuten vorbehalten bleiben. Anzumerken ist, dass die ISCADOR®-Infusion rechtlich nicht abgesichert ist, die entsprechenden Präparate sind nur zur subkutanen Injektion zugelassen. Trotzdem darf auf eigenes Risiko nach Aufklärung des Patienten jeder Arzt eine solche ISCADOR®-Infusion durchführen, für die er dann aber persönlich haftet. Es sei deshalb dem erfahrenen Therapeuten vorbehalten, da eine falsche Anwendung ein hohes **Allergierisiko** und auch eine Überstimulation des Immunsystems zur Folge haben kann. Auf mögliche rechtliche Konsequenzen wird ausdrücklich hingewiesen.

Weitere Infusionen können in Selen-Infusionen bei massivem Selenmangel oder unter massiver Chemotherapie und

Bestrahlungsbehandlung bestehen. Weiterhin bieten sich Vitamin-C-Infusionen (Firma Pascoe®) an bei Patienten, die immunologisch auf eine Misteltherapie allein nicht reagieren und einer zusätzlichen Immunstimulation bedürfen. Auf die entsprechenden Publikationen wird verwiesen.

4. Eigenblut-Injektionen

Die Eigenblutbehandlung ist eine uralte Behandlungsmethode, die zur so genannten »Umstimmung« der Immunlage des Patienten führen kann. Sie hat sich insbesondere bewährt zur Immunstimulation und zur Therapie von allergischen Erkrankungen.

5. Magnetfeldtherapie

Generell sei davor gewarnt, Patienten mit Krebserkrankung länger dauernd magnetischen Feldern auszusetzen. Die zunehmend üblich werdenden Magnettherapiegeräte, die die Patienten in Form von **Magnetdecken** auf Kaffeefahrten erwerben können, **sind für Krebspatienten** in der Regel **ungeeignet**, da sie sich damit zu lange in einem elektrischen Feld befinden. Auf der anderen Seite muss versucht werden, bei vorliegenden Knochenmetastasen durch eine Magnetfeldbehandlung Schmerzmedikamente bis hin zu Morphiumpräparaten einzusparen.

6. Akupunktur

Sind die Kenntnisse ausreichend, kann eine effiziente Schmerztherapie durchgeführt werden, und auch hier können massiv andere Medikamente eingespart werden. Voraussetzung ist – wie immer – der entsprechende Kenntnisstand des Therapeuten.

7. Sauerstoff-Mehrschritt-Therapie

In den vergangenen Jahren erlebte ich die Sauerstoff-Mehrschritt-Therapie als teure, aber wirkungslose Methode. In der Zwischenzeit mehren sich die Publikationen, die nachweisen, dass Voraussetzung für eine suffiziente onkologische Therapie der Durchblutungsgrad des Tumors beziehungsweise der Metastasen ist, da nur dann eine Vergiftung eines Tumorbezirkes oder einer Metastasierung eintreten kann, wenn auch genügend »Gift« beziehungsweise Hormonsubstanz an den Tumor herankommen kann. Unter diesem Gesichtspunkt bekommt eine solche Therapie wie die Sauerstoff-Mehrschritt-Therapie, die zu einer vermehrten Gewebsdurchblutung und Gefäßerweiterung führt, völlig neue Aspekte. Wir erleben es auch in unserer Praxis, dass Patienten, die nach dieser Methode behandelt worden sind, deutlich weniger unter der Bestrahlungsbehandlung leiden, bis dahin, dass Urologen, die Patienten von uns nach 80-Gray-Bestrahlungsbehandlung zystoskopiert haben, gar nicht glauben wollten, dass tatsächlich eine Bestrahlungsbehandlung durchgeführt wurde. Dies ist zum Teil auf die ISCADOR®-Therapie, zum Teil jedoch auch auf die Sauerstoff-Mehrschritt-Therapie zurückzuführen.

18. Glossar

Ablatio:	1. Amputation, Abtragung; 2. Ablösung
ACTH:	aus 39 Amonisäuren bestehendes → glandotropes Proteohormon mit Wirkung auf die Nebennierenrinde
Adjuvans:	Bezeichnung für Substanzen, die bei gemeinsamer Applikation mit einem Antigen die Antwort des Immunsystems unspezifisch verstärken
Adventiazellen:	wahrscheinlich am Stoffaustausch zwischen Kapillarblut und Gewebe beteiligte Bindegewebszellen, deren platter Zellleib die Oberfläche der Blutkapillaren mit seinen verzweigten Ausläufern überzieht
Allel:	eine von mindestens zwei einander entsprechenden Erbanlagen homologer Chromosomen
Antigen:	Substanz, die die Bildung von Antikörpern induziert
Antikörper:	zur Fraktion der Gammaglobuline gehörende heterogene Gruppe von Glykoproteinen, die als mögliche Antwort des Immunsystems nach Kontakt des Organismus mit Antigenen von B-Lymphozyten und → Plasmazellen gebildet und in Körperflüssigkeiten sezerniert werden und mit dem entsprechenden Antigen spezifisch (selektiv) reagieren
Apoptose:	histologisch das ständige Sich-Abstoßen von Zellen aus dem Gewebe mit deren nachfolgendem Abbau
Atrophie:	besonders durch Ernährungsstörungen bedingter Schwund von Organen, Geweben, Zellen
Axilladissektion:	Entfernung der Achselhöhlen-Lymphknoten

Basaliom: häufiger, bei rechtzeitiger Behandlung prognostisch meist gutartiger Hauttumor, besonders im Gesicht

Basalmembran: lichtmikroskopisch homogene Grundschicht an der Grenze zwischen → Epithelien und Bindegewebe und unter dem Kapillarendothel (Grundhäutchen)

Corticotropin releasing hormone CRH: im → Hypothalamus gebildetes → Polypeptidhormon bekannter Struktur, das die Synthese von ACTH in der Hypophyse und dessen Freisetzung reguliert

Dysplasie: Fehlbildung oder Fehlentwicklung eines Gewebes oder Organs mit unzureichender Differenzierung

Elektrophorese: Transport geladener Partikel durch elektrischen Strom

Empathie: Bereitschaft und Fähigkeit, sich in die Einstellung anderer Menschen einzufinden

Endorphine: Sammelbezeichnung für verschiedene → Peptide, die aus der → Hypophyse und dem Nervensystem isoliert werden können und in vivo sowie in vitro eine stark analgetische Wirksamkeit vergleichbar der des Morphin besitzen

Enzym: in der lebenden Zelle gebildete organische Verbindung, die den Stoffwechsel des Organismus steuert

eosinophil: mit Eosin (rotem Farbstoff) gefärbte weiße Blutkörperchen

Eosinophilie: Vermehrung der Eosinophilen im Blut

Epithel: oberste Schicht des tierischen und menschlichen Schleimhautgewebes

epithelial: zum Epithel gehörend

Epitheloidzellen:	Epithelen ähnliche → Histeozyten bzw. → Retikulumzellen mit großem Zellkern und spindelförmiger plumper Gestalt, z. B. in Tuberkeln
erektile Dysfunktion:	Erektionsstörung
Erythema exudativum multiforme:	Hautkrankheit mit roten, zentral meist violettfarbenen Flecken
Euthyreose:	normale Schilddrüsenfunktion
Exanthem:	Ausschlag
Fibrose:	häufig auch als Sklerose bezeichnete Vermehrung des Bindegewebes
Flavanoide:	gelbe Pflanzenpigmente in Extrakten
florid:	blühend, stark entwickelt, z. B. florides Stadium einer Krankheit
Foetor ex ore:	übler Mundgeruch bzw. Atemgeruch
Generika:	Fertigarzneimittel, die unter einem (nicht geschützten) Freinamen (sog. Generic name) im Handel sind; meist Monopräparate
Gestagene:	Stoffklasse von synthetischen Hormonen, die nur z. T. ähnliche Eigenschaften wie das physiologische Gelbkörperhormon → Progesteron haben
glandotrop:	auf eine (periphere) Drüse gerichtet oder einwirkend
Granulom:	geschwulstähnliche, knötchenförmige Neubildung aus Granulationsgewebe als Gewebereaktion auf allergische, infektiöse oder chronisch-entzündliche Prozesse, die einen für bestimmte Erkrankungen relativ charakteristischen histologischen Aufbau haben kann.
Granulozyten:	eine Art der weißen Blutkörperchen
Headsche Zonen:	Hautareale, in denen bei Erkrankung innerer Organe → Hyperästhesie und → Hyperalgesie auftre-

	ten können und die in ihrer Ausdehnung dem Dermatom entsprechen, das aus demselben spinalen Segment innerviert wird wie das erkrankte Organ
Helferzellen:	Subklasse der → T-Lymphozyten, die zytologisch durch ein spezifisches Oberflächenantigen charakterisiert sind
Histiozyten:	synonym Plasmatozyten; gewebetypische → Makrophagen des lockeren Bindegewebes, häufig als → Adventitiazellen kleinerer Blutgefäße; Histiozyten verfügen über alle Entwicklungsvalenzen einer → Mesenchymzelle
Horner-Trias:	Lähmung der Muskelzüge der mittleren Augenhaut
Hyperästhesie:	gesteigerte Empfindlichkeit für Sinnesreize
Hyperalgesie:	gesteigerte Schmerzempfindlichkeit
Hyperplasie:	sogenannte numerische → Hypertrophie; Vergrößerung eines Gewebes oder Organes durch Zunahme der Zellzahl bei unveränderlicher Zellgröße
Hyperthyreose:	Überfunktion der Schilddrüse
Hypertrophie:	sogenannte einfache Hypertrophie; Vergrößerung von Geweben oder Organen durch Zunahme des Zellvolumens bei gleichbleibender Zellzahl
Hypophyse:	in der knöchernen Schädelbasis lokalisiertes, aus verschiedenen Anteilen zusammengesetztes, kirschgroßes endokrines Organ; ist über den Hypophysenstiel direkt mit dem Hypothalamus verbunden und stellt mit diesem eine morphologische und funktionelle Einheit dar
Hypothalamus:	unterhalb des → Thalamus gelegene, zentralvenöse Region; Teil des Zwischenhirns
infraklavikulär:	unterhalb des Schlüsselbeins
inhibieren:	Einhalt tun, hemmen
Interleukine:	Signalsubstanz in der Immunregulation

invasiv:	eindringend
Kachexie:	sogenannte Auszehrung; allgemeine → Atrophie mit Abnahme des Körpergewichts um mehr als 20 %
Kernatypie:	atypische Größe und Form des Zellkerns
Killer-Zellen:	sensibilisierte T-Lymphozyten; scheiden bei Anwesenheit von Zellen, die Fremdantigene enthalten (z. B. Transplantationszellen, Tumorzellen) zellvergiftende Substanzen aus
Lektine:	aus Pflanzen isolierte Proteine, die speziell mit bestimmten Kohlenhydratstrukturen reagieren und dadurch verschiedene Zellen (z. B. Tumorzellen) ausfällen, ausflocken
Lymphangiosis carcinomatosa:	kontinuierliche Ausbreitung eines Karzinoms in den Lymphgefäßen, makrokospisch als feines, dem Lymphgefäßverlauf entsprechendes weißes Netz
Lymphozyten:	von Stammzellen im Knochenmark stammende, in Knochenmark, Lymphknoten, Thymus und Milz gebildete und hauptsächlich über die Lymphbahnen in das Blut gelangende weiße Blutkörperchen
Makrophagen:	große → Phagozyten
Mesenchym:	embryonales Bindegewebe oder nicht-epitheliales Gewebe des Keimlings, dessen verzweigte Zellen ein lockeres, von Interzellflüssigkeit ausgefülltes Schwammwerk bilden
mononukleär:	1. einkernig, Zelle mit nur einem Kern; große Mononukleäre: rundkernige Monozyten; 2. Durch Erkrankung eines einzelnen Nervenkerns hervorgerufen
Mucine, muzinös:	Schleimstoffe, die von Hautdrüsen oder Schleimhäuten abgesondert werden
Noradrenalin:	im Nebennierenmark und im ganzen sympathischen Nervensystem neben Adrenalin gebildetes Hormon

nuchal: den Nacken betreffend

Organtherapie: Histiotherapie unter Verwendung tierischer Organextrakte zur therapeutischen Substitution; vgl. Zelltherapie

paraneoplastisches Syndrom: die bei bösartigen Geschwülsten nicht vom Primärtumor oder seinen Metastasen ausgehenden, sondern auf humoraler Fernwirkung beruhenden metabolischen dystrophen oder degenerativen Symptome, die nach Tumorentfernung spontan abklingen

Parenchym: die speziellen Zellen eines Organs, die dessen Funktion bedingen

Peptide: chemische Verbindungen aus über Peptidbindungen verknüpften Aminosäuren

Phagozyten: Esszellen, Fresszellen, frei im Blut oder in den Geweben vorkommende Zellen (weiße Blutkörperchen), die eingedrungene Fremdstoffe, besonders Bakterien, aufnehmen, durch Enzyme auflösen und unschädlich machen können

Plasmazellen: ovale Zellen mit ungranuliertem Zytoplasma und relativ kleinem, exentrisch gelegenen Kern mit sogenannter Radspeichenstruktur des Chromatins; Differenzierungsform der B-Lymphozyten; als hauptsächliche Produzenten der Immungluboline Träger der humoralen Immunität, wobei zu einem Klon gehörende Plasmazellen nur einen bestimmten Antikörper produzieren

Pleura: Brustfell

Pleuraerguss: Flüssigkeitsansammlung in der Pleurahöhle

Plexus brachialis: Armgeflecht, Armplexus

Polypeptide: Aminosäuren, Eiweiße

Progesteron: physiologisches Gelbkörperhormon, wichtigstes natürliches Gestagen

Proliferation:	Wucherung
Pruritus:	Hautjucken
Quincke-Ödem:	plötzlich auf der Haut auftretende und auch rasch wieder verschwindende Schwellung. Auf Fingerdruck entsteht im Bereich der Schwellung eine Delle
Retikulum:	»kleines Netz«, histologisch als (Zell-)Kerngerüst in Skelettmuskelzellen
Retikulumzelle:	sternförmig verästelte Zelle des retikulären Bindegewebes
retroletiv:	spezielle statistische Auswertungsmethode
Seminom:	vom Keimgewebe ausgehender maligner Hodentumor
Serotonin:	Meditorsubstanz, Neurotransmitter
Sinushistiozytose:	vermehrte Zellanhäufung im Lymphknotenrandgebiet
Supressorgene:	Gene, die die phänotypische Manifestierung anderer, nicht → alleler Gene unterdrücken
Supressorzellen:	Subklasse der T-Lymphozyten, die zytologisch durch ein spezifisches Oberflächenantigen charakterisiert sind
Sympathikus:	Grenzstrang des sympathischen Nervensystems, der besonders die Eingeweide versorgt
Testosteron:	Hormon der männlichen Keimdrüsen
Thalamus:	größte graue Kernmasse des Zwischenhirns
Thiole:	Schwefelverbindungen
Thymozyten:	Bezeichnung für im Thymus vorkommende, von pluripotenten Stammzellen des Knochenmarks abstammende lymphoide Zellen, die sich unter dem Einfluss von Thymusfaktoren zu T-Lmphozyten differenzieren

Thymus: hinter dem Brustbein gelegenes drüsenartiges Gebilde, das sich nach dem Kindesalter zurückbildet

T-Lymphozyten: thymusabhängige Lymphozyten

Toxine: meist immunogen wirkende, wasserlösliche Giftstoffe von Mikroorganismen, Pflanzen oder Tieren mit nach unterschiedlichen Inkubationszeiten auftretender sepzifischer Wirkung

Ulzeration: Geschwürbildung

Urticaria: Nesselsucht, Quaddelsucht

Zelltherapie: Therapie durch Injektion heterologer, aus fetalen Organen oder Jungtieren gewonnener Zellen

Zytoplasma: von der Zellmembran umschlossenes sogenanntes Grundplasma der Zelle

Zytostatika: Substanzen, die das Wachstum bösartiger Geschwülste hemmen, aber auch gesunde Zellen in gewissem Ausmaß schädigen können. Ziel ist dabei, die Zellteilung zu verhindern

zytotoxisch: zellvergiftend, zellschädigend

19. Danksagung

Danken möchte ich Herrn Johannes Mayer für seine spontane Bereitschaft, die Reihe »ISCADOR® und mehr« in seinen Verlag aufzunehmen.

Herzlichen Dank auch meiner langjährigen Lektorin Frau Roswitha von dem Borne für ihre stetige Aufmunterung, neben der Praxisarbeit vor der Aufgabe, ein Buch zur Hilfe für andere Kollegen zu schreiben, nicht zu verzagen. Weiterhin für ihr Lektorat und für die Erstellung des Glossars.

Frau Elisabeth Koester hat in bewährter Weise wiederum das Manuskript geschrieben, hierfür sei ihr ebenfalls herzlich gedankt.

Wie auf der ersten Seite dieses Buches erwähnt, kann eine erfolgreiche onkologische Arbeit nur im Team erfolgen. Deshalb soll unserem Praxisteam auch an dieser Stelle noch einmal ausdrücklich gedankt werden.

20. Verzeichnis anthroposophischer Kliniken und Sanatorien sowie Krebsberatungsstellen

a) Anthroposophische Kliniken:

Bundesrepublik Deutschland:

Friedrich-Husemann-Klinik
D-79256 Buchenbach bei Freiburg (Brsg.)
Klinik für Psychiatrie, Psychosomatik und Neurologie
Tel. 0 76 61/39 20
Fax 0 76 61/3 92-1 07

Filderklinik
Gemeinnütziges Gemeinschaftskrankenhaus
Im Haberschlai 7
D-70794 Filderstadt
Tel. 07 11/77 03-1
Fax 07 11/77 03-3 03
Abteilungen: Innere Medizin / Gynäkologie und Geburtshilfe / Kinderheilkunde / Chirurgie / Anästhesie und Röntgen / Psychosomatische Medizin und künstlerische Therapie (bereichsübergreifende Betreuung aller dafür in Frage kommenden Patienten des Hauses)

Gemeinnütziges Gemeinschaftskrankenhaus Herdecke
Beckweg 4
D-58313 Herdecke / Ruhr
Tel. 0 23 30/6 21
Fax 0 23 30/62-39 95
Abteilungen: Innere Medizin / Gynäkologie und Geburtshilfe / Kinderheilkunde / Chirurgie (Allgemein-, Unfall-, Neuro-, Rheuma-Chirurgie) / Neurologie / Psychiatrie / Kinderpsychiatrie / Röntgen, Anästhesie und Elektrophysiologie

Gemeinschaftskrankenhaus Havelhöhe
Klinik für anthroposophisch erweiterte Heilkunst
Kladower Damm 221
D-14089 Berlin
Tel. 0 30/3 65 01-0
Abteilungen: Allgemeine Innere Medizin / Gastroenterologie / Cardiopulmologie / Chirurgie / Anästhesie / Neurologie / (in Planung: HNO, Gynäkologie, Geburtshilfe)

Klinik Öschelbronn
Am Eichhof
D-75223 Niefern-Öschelbronn
Tel. 0 72 33/6 80
Fax 0 72 33/68-1 10
Krankenhaus für innere Medizin mit Schwerpunkt Krebstherapie

Paracelsus-Krankenhaus
Burghaldenweg 60
D-75378 Bad Liebenzell-Unterlengenhardt
Tel. 0 70 52/9 25-0
Fax 0 70 52/9 25-2 15
Klinik für innere Medizin und Allgemeinmedizin

Krankenhaus Rissen
Sektion Anthroposophisch ergänzte Medizin in der medizinischen Abteilung B
Chefarzt: Dr. med. Jörn Klasen
Suurheid 20
D-22557 Hamburg
Tel. 0 40/81 91-5 64
Fax 0 40/81 91-4 56

Klinik Lahnhöhe
Überregionales Zentrum für Ganzheitsmedizin
Am Kurpark 1
D-56112 Lahnstein
Tel. 0 26 21/91 50
Fax 0 26 21/9 15-3 35

Kreiskrankenhaus Heidenheim
Homöopathische Abteilung für innere und Allgemeinmedizin
Leitung: Dr. med. Maria Kusserow
Schlosshausstr. 100
D- 89522 Heidenheim
Tel. 0 73 21/3-25 02

Schweiz:

Ita Wegman-Klinik
Pfeffinger Weg 1
CH-4144 Arlesheim
Tel. 00 41/61/7 05 71 11

Lukas-Klinik
Brachmattstr. 19
CH-4144 Arlesheim
Tel. 00 41/61/7 01 33 33
Fax 00 41/61/7 01 82 17

Paracelsus-Spital Richterswil
Bergstr. 16
CH-8805 Richterswil
Chirurgie / Innere Medizin / Gynäkologie und Geburtshilfe
Tel. 00 41/01/7 87 21 21
Fax 00 41/01/7 87 23 51

England:

Park Attwood Clinic
Trimpley, Bewdley
Worcs. DY12 1 RE
England
Tel. 00 44/29 98 61-4 44
Fax 00 44/29 98 61-3 75

Holland:

Bernard Lievegoed Klinik
Prof. Bronkhorstlaan 10
NL-3723 MB Bilthoven
Tel. 00 31/30/25 55 55
Fax 00 31/30/28 30 96
Anthroposophisch Psychiatrische Klinik

Schweden:

Vidarkliniken
ett. antroposofiskt sjukhus
S-15300 Järna RE
Tel. 00 46/7 55/5 05 10

Brasilien:

Vivenda Sant'Anna
Clinica Medica Antroposofica
Rua Hermann Toledo 407
Bairro Sant'Anna – Cidade Universitária
Juiz de Fora – Minas Gerais
Tel. 00 55/2 11/20 32

b) Anthroposophisch orientierte Sanatorien:

Sanatorium Sonneneck
Kanderner Str. 18
D-79410 Badenweiler
Tel. 0 76 32/75 20
Ärztl. Leitung: Dr. med. Christian Dickreiter

Heilanzeigen:
- Erkrankungen und Unfallfolgen an Wirbelsäule, Gelenken, Muskeln und Nerven
- Herz- und Kreislauferkrankungen, Zustand nach Schlaganfall
- Psychovegetative Regulationsstörungen
- Erschöpfungszustände nach Operationen und schweren Krankheiten
- Stoffwechselstörungen
- Erkrankungen der Verdauungsorgane (Magen, Darm, Leber, Galle, Pankreas)
- Tumorerkrankungen

Ausgenommen sind ansteckende und psychiatrische Erkrankungen.

- beihilfefähig
- vegetarische Ernährung
- auch Mutter/Kind-Kuren

Sanatorium Schloss Hamborn
D-33178 Borchen über Paderborn
Tel. 0 52 51/3 88 60
Ärztl. Leitung: Dr. med. Michael Boock

Heilanzeigen:
- Der Indikationsbereich umfasst alle Formen der inneren Erkrankungen im Zustand der Kurfähigkeit.

Ausgenommen sind ansteckende und psychiatrische Erkrankungen.

- erstattungsfähig / BfA

Kurhaus am Stalten
Sanatorium für Allgemeinmedizin
D-79585 Steinen
Tel. 0 76 29/4 71
Ärztl. Leitung: Dr. med. H. Wutte

Schweiz:

Casa di Cura Andrea Cristoforo
Kur- und Erholungsheim
Via Collinetta 25
Tessin
CH-6612 Ascona-Collina

c) Anthroposophische Beratungsstellen:

Gesellschaft Anthroposophischer Ärzte in Deutschland e.V.
Roggenstr. 82
70794 Filderstadt
Tel. 07 11/7 79 97 11

Verein für ein erweitertes Heilwesen e.V.
Johannes-Kepler-Str. 56/58
75374 Bad Liebenzell-Unterlengenhardt
Tel. 0 70 52/20 34/20 35/25 67
Fax 0 70 52/41 07

Verein für Krebsforschung Stuttgart e.V.
Schemppstr. 25
70619 Stuttgart
Fax 07 11/4 79 92 08

d) Allgemeine Beratungsstellen:

Kontaktadressen der Deutschen Krebsgesellschaft e.V. und ihrer Ländergesellschaften

Deutsche Krebsgesellschaft e.V.
Paul-Ehrlich-Str. 41
60596 Frankfurt/Main
Tel. 0 69/6 30 09 60
Fax 0 69/63 91 30

Psychosoziale Krebsberatungsstelle der Deutschen Krebsgesellschaft e. V.
Gartenstr. 6
60594 Frankfurt/Main
Postanschrift: Paul-Ehrlich-Str. 41
60596 Frankfurt/Main
Tel. 0 69/6 30 09 60
Fax 0 69/63 91 30

Erika-Pitzer-Krebsberatungsstelle der Deutschen Krebsgesellschaft e. V.
Parkstr. 7–9
63628 Bad Soden-Salmünster
Tel. 0 60 56/9 14 20
Fax 0 60 56/91 42 15

Baden-Württemberg:
Krebsverband Baden-Württemberg e. V.
Adalbert-Stifter-Str. 105
70437 Stuttgart
Tel. 07 11/8 48 28 56
Fax 07 11/8 48 44 29 23

Bayern:
Bayerische Krebsgesellschaft e. V.
Maistr. 12/III
80337 München
Tel. 0 89/53 11 75 oder 53 95 25
Fax 0 89/5 43 90 04

Beratungsgesellschaft der Bayerischen Krebsgesellschaft e. V.
Klinkerberg 29
86152 Augsburg
Tel. 08 21/15 71 32

Beratungsstelle der Bayerischen Krebsgesellschaft e. V.
Am Vogelsgarten 10
90402 Nürnberg
Tel. 09 11/4 95 33

Beratungsstelle der Bayerischen Krebsgesellschaft e. V.
Bischof-Piligrim-Str. 1
94032 Passau
Tel. 08 51/53 00 22 68

Beratungsstelle der Bayerischen Krebsgesellschaft e. V.
D.-Martin-Luther-Str. 14, 6. OG
93047 Regensburg
Tel. 09 41/5 99 97 83

Beratungsstelle München der Bayerischen Krebsgesellschaft e. V.
Außenstelle Traunstein
Saaldorfstr. 20
83395 Freilassing
(Kreiskrankenhaus Traunstein)
Tel. 08 61/7 05 12 93

Beratungsstelle der Bayerischen Krebsgesellschaft e. V.
Grombühlstr. 29
97080 Würzburg
Tel. 09 31/28 66 96

Berlin:
Berliner Krebsgesellschaft e. V.
Robert-Koch-Platz 7
10115 Berlin
Tel. 0 30/2 83 24 00
Fax 0 30/2 82 41 36

Brandenburg:
Brandenburgische Krebsgesellschaft e. V.
Heinrich-Mann-Allee 103, Haus 16
14437 Potsdam
Tel. 03 31/86 48 06
Fax 03 31/86 48 06

Bremen:
Bremer Krebsgesellschaft e. V.
Am Schwarzen Meer 101–105
28205 Bremen
Tel. 04 21/4 91 92 22
Fax 04 21/4 91 92 42

Hamburg:
Hamburger Krebsgesellschaft e. V.
Martinistr. 40
20251 Hamburg
Tel. 0 40/4 60 42 22
Fax 0 40/4 60 42 32

Hessen:
Hessische Krebsgesellschaft e. V.
Heinrich-Heine-Str. 44–46
35039 Marburg
Tel. 0 64 21/6 33 24
Fax 0 64 21/6 33 16

Krebsberatungsstelle Waldeck-Frankenberg
Gustav-Gröner-Allee 2
34537 Bad Wildungen-Reinhardshausen
Tel. 0 56 21/70 51 93

Mecklenburg-Vorpommern:
Deutsche Krebsgesellschaft e. V. – Landesverband Mecklenburg-Vorpommern
Klinikum Schwerin, Klinik für Chirurgie
Wismarsche Str. 397
19049 Schwerin
Tel. 03 85/5 20 20 61
Fax 03 85/5 20 35 20

Niedersachsen:
Niedersächsische Krebsgesellschaft e. V.
Königstr. 27
30175 Hannover
Tel. 05 11/3 88 52 62
Fax 05 11/3 88 53 43

Nordrhein-Westfalen:
Gesellschaft zur Bekämpfung der Krebskrankheiten
des Landes Nordrhein-Westfalen e. V.
Johannes-Weyer-Str. 1
40225 Düsseldorf
Tel. 02 11/33 00 15
Fax 02 11/9 34 88 33

Rheinland-Pfalz:
Krebsgesellschaft Rheinland-Pfalz e. V.
Schlossstr. 8
56068 Koblenz
Tel. 02 61/3 10 47 oder -48
Fax 02 61/1 22 09

Beratungsstelle der Krebsgesellschaft Rheinland-Pfalz e. V.
Westpfalz-Klinikum Kaiserslautern, W-Bau, 9. OG
Helmut-Hartert-Str. 1
67655 Kaiserslautern
Tel. 06 21 / 3 11 08 30

Beratungsstelle der Krebsgesellschaft Rheinland-Pfalz e. V.
Kirchplatz 3
67065 Ludwigshafen-Mundenheim
Tel. 06 21/57 85 72

Beratungsstelle der Krebsgesellschaft Rheinland-Pfalz e. V.
Krahnenstr. 1
54290 Trier
Tel. 06 51/4 05 51

Sachsen:
Sächsische Krebsgesellschaft e. V.
Werdauer Str. 48
08056 Zwickau
Krebsberatungsstelle und Sorgentelefon:
Tel. 03 75/28 14 05
Fax 03 75/28 14 04

Sachsen-Anhalt:
Deutsche Krebsgesellschaft – Landesverband Sachsen-Anhalt e. V.
Braunschweiger Bogen 24
06120 Halle
Tel. 03 45/6 87 81 36

Schleswig-Holstein:
Schleswig-Holsteinische Krebsgesellschaft e. V.
Flämische Str. 6–10
24103 Kiel
Tel. 04 31/9 60 12
Fax 04 31/9 48 71

Thüringen:
Thüringische Krebsgesellschaft e. V.
Matthias-Domaschk-Str. 1
07747 Jena
Tel. 0 36 41/33 69 88
Fax 0 36 41/33 69 87

Weitere Informations- und Beratungsangebote:

Überregional:

Deutsche Krebshilfe
Thomas-Mann-Str. 40
53111 Bonn
Tel. 02 28/72 99 00
Fax 02 28/7 29 90 11

Gesellschaft für Inkontinenzhilfe e. V.
Friedrich-Ebert-Str. 124
34119 Kassel
Tel. 05 61/78 06 04
Fax 5 61/77 67 70

KID – KrebsInformationsDienst des Deutschen Krebsforschungszentrums
Mo. – Fr. 8.00 – 20.00
Tel. 0 62 21/41 01 21

NAKOS – Nationale Kontakt- und Informationsstelle zur Anregung und Unterstützung von Selbsthilfegruppen
Albrecht-Achilles-Str. 65
10709 Berlin
Tel. 0 30/8 91 40 19
Fax 0 30/8 93 40 14
Prostatakrebs – Selbsthilfegruppen – Arbeitsgemeinschaft Deutschland
P. S. A. – Deutschland
Ansprechpartner innerhalb der P. S. A. – Deutschland sind:

- Wolfgang Petter
  Egestorfer Str. 3
  30989 Gehrden

- Dietrich Mergner
  Kreuzsteinweg 45
  90765 Fürth

Regional:

Krebsberatungstelefon am Tumorzentrum Dresden
Mo.–Fr. 8.00–12.00
Mo. und Mi. 13.00–19.30
Tel. 03 51/3 17 73 00

KREBS-HOTLINE des Tumorzentrums Freiburg am Klinikum der Albert-Ludwigs-Universität
Mo.–Fr. 9.00–16.00
Tel. 07 61/2 70-60 60

21. Literaturverzeichnis

Anderson, G.: *Diagnose Krebs: 50 Erste Hilfen*, Rowohlt, Reinbek, 1998.

Arends, J. et al.: »Die Bedeutung von Therapiezielen in der Onkologie«, in: *Der Onkologe 1*, 1997, S. 79 ff.

Aulbert E. et al.: *Die Lebensqualität des chronisch Krebskranken*, Thieme, Stuttgart, 1990.

Bastian, T.: *Lebenskünstler leben länger*, Kindler, Hamburg, 2000.

Bauer, K. H.: *Das Krebsproblem*, Springer Verlag, Berlin, 1949.

Birkenbihl, V. F.: *Kommunikationstraining*, MVG-Verlag, 2000.

–: *Erfolgstraining*, MVG-Verlag, 1999.

Blanchard, K. et al.: *Der Minuten-Manager*, Rowohlt, 2000.

Buzan, T.: *Mind Mapping*, Hpt-Verlag, Wien, 1997.

Csikszentmihalyi, M.: *Kreativität*, Klett, Stuttgart, 1997.

Dalicho, A. H.W.: *Die allgemeinärztliche Untersuchung*, Verlag Hans Huber, Bern, 2000.

Der Onkologe: »Management des onkologischen Patienten«, in: Supplement zu *Der Onkologe* 3, Springer, Heidelberg, 1997.

Standards in der Onkologie, Band 4, Springer, Heidelberg, 1998.

Deutsche Krebsgesellschaft: *Kurz gefasste interdisziplinäre Leitlinien* 2000, W. Zuckschwerdt Verlag, München, 2000.

Gronemeyer, M.: *Das Leben als letzte Gelegenheit*, Darmstadt, 1993.

Grossarth-Maticek, R.: *Autonomie-Training*, De Gruyter, Berlin, 2000.

–: *Systemische Epidemiologie und präventive Verhaltensmedizin chronischer Erkrankungen*, Walter de Gruyter, Berlin, 1999.

Hartmann, M.: *Praktische Psychoonkologie*, Pfeiffer, München, 1991.

Kern, D.: »Verändern durch überzeugen«, in: DÄ/PraxisComputer 2/02, S. 5 ff.

Kirby, R. S. et al.: *Männerheilkunde*, Verlag Hans Huber, Bern, 2002.

Kleeberg, U.: »Bedeutung von Standards für den onkologisch verantwortlichen Arzt in der vertragsärztlichen Praxis«, in: *Der Onkologe 5/98*, S. 433 ff., Springer, Heidelberg.

Küchler, Th.: »Der onkologische Patient – Lebensqualität und supportive Therapie«, in: *Focus Onkologie 4/2001*, S. 49 ff.

Myerscough, P. et al.: *Kommunikation mit Patienten*, Hans Huber, Bern, 2001.
LeShan, L.: *Cancer as a turning point*, Penguin Books, New York, 1990.
McGee-Cooper, A.: *Time Management for Unmanageable People*, Bantam-Books, New York, 1994.
Molcho, Samy: *Körpersprache*, Mosaik, München.
–: *Körpersprache live*, Mi-Video, Mosaik, München.
Morell, D. C. et al.: »The five-minute consultation: effect of time-constraint onchonical contact and patient satisfaction« in: *British Medical Journal*, 292, S. 870–73.
Oberholzer, J. M.: *Pathologie verstehen*, Thieme, Stuttgart, 2001.
Pendleton, D.: *Doctor-patient-communication*, Academic Press, London, 1993.
Poole, A. D. et al.: »Understanding the patient: a neglected aspect of medical education«, in: *Social Sciences and Medicine*, 13A, S. 37–43, 1979.
Ripke, Th.: »Wenn der Doktor zum Patienten wird«, in: *MMW-Fortschr. Med.* Nr. 31–32/2001 (143. Jg.), S. 21 ff.
Schedlowski, M.: Stress, *Hormone und zelluläre Immunfunktionen*, Spektrum Verlag, Heidelberg, 1993.
Scheer, R. et al.: *Die Mistel in der Tumortherapie*, KUC Verlag, Essen, 2001.
Schmid, R.: »Wissens-Netzwerk. Mittler zwischen Klinik und Praxis«, in: *Der Allgemeinarzt 7/2002*, S. 558.
Schön, D.: *Educating the reflective practitioner*, Jossey Bass, San Francisco, 1987.
Schröder, P.: »Strategien gegen Burnout«, in: *Der Hausarzt 8/2002*, S. 36 ff.
Schuhmacher, K.: *Therapie maligner Tumoren*, Schattauer, Stuttgart, 2000.
Seiwert, L.: *Mehr Zeit für das Wesentliche*, Moderne Industrie Verlag, 2000.
Seiwert, L. et al.: *Zeitmanagement für Chaoten*, GABAL Verlag, Offenbach, 2001.
Selye, H.: *Stress*, München, 1974.
Steinkeller, W. et al.: *Krebstherapie in der Praxis*, Hippokrates, Stuttgart, 1998.
Stierlin, H., und Grossarth-Maticek, R.: *Krebsrisiken – Überlebenschancen*, Carl Auer, Heidelberg, 1998.
von Troschke, J.: *Die Kunst, ein guter Arzt zu werden*, Hans Huber, Bern, 2001.
Wagener, C.: *Molekulare Onkologie*, Thieme, Stuttgart, 2000.
Wagner, R.: *Brustkrebs und ISCADOR®*, Urachhaus, Stuttgart, 1999.

–: *Krebs – 160 Fragen und Antworten zur Therapie mit ISCADOR®*, Urachhaus, Stuttgart 1999.

–: *Prostatakrebs und ISCADOR®*, Mayer, Stuttgart, 2002.

–: *Rationale Misteltherapie. Der Misteldifferenzierungstest nach Wagner*, Urachhaus, Stuttgart, 2001.

Walther, H.: *Krebsmetastasen*, Schwabe, Basel, 1948.

Zänker, L.: *Kommunikationsnetzwerke im Körper*, Spektrum, Heidelberg, 1992.

Zettl, S. et al.: *Sexualstörungen durch Krankheit und Therapie*, Springer, Heidelberg, 1997.

22. Anhang

A Vorbemerkung

Wenn Sie diese Buchseite auf einen normalen, handelsüblichen Fotokopierer legen, haben Sie bei allen Geräten die Möglichkeit, zwischen 80 Prozent bis 140 Prozent eine Verkleinerung oder eine Vergrößerung des Textes zu erreichen.

Wählen Sie die Vergrößerung von 140 Prozent, so füllt diese Buchseite eine DIN-A4-Seite aus. Dieses Format ist wichtig, um all die Checklisten, die wir in diesem Anhang vorbereitet haben, besser nutzen bzw. in die Karteikarte der Praxis umsetzen zu können.

B Checkliste Zeitmanagement: Chaos oder Ordnung?

	ja	nein
1. Ich arbeite gerne mit der Uhr.	☐	☐
2. Ich schaffe meine Termine immer zum letztmöglichen Zeitpunkt.	☐	☐
3. Ich bin ein Fan von Merkzetteln.	☐	☐
4. Ich vermeide Checklisten und Formulare.	☐	☐
5. Ich meide Menschen, die mich zur Ordnung erziehen wollen.	☐	☐
6. Mein Schreibtisch ist unordentlich, trotzdem finde ich alles.	☐	☐
7. Ich passe meinen Tagesablauf meinem Tagesgefühl an.	☐	☐
8. Ich bin ein Sammlertyp.	☐	☐
9. Ich hätte gern mehr Zeit für mich und meine Familie.	☐	☐
10. Ideen habe ich viele, Zeit keine.	☐	☐
11. Chaos ist Kreativität.	☐	☐
12. Langweiliges verdränge ich.	☐	☐
13. Richtlinien und Vorgaben ärgern mich.	☐	☐
14. Je mehr Dinge ich gleichzeitig mache, desto wohler fühle ich mich.	☐	☐

C »Mind-Map®« – Beispiel für Praxis-Tages-Ablauf

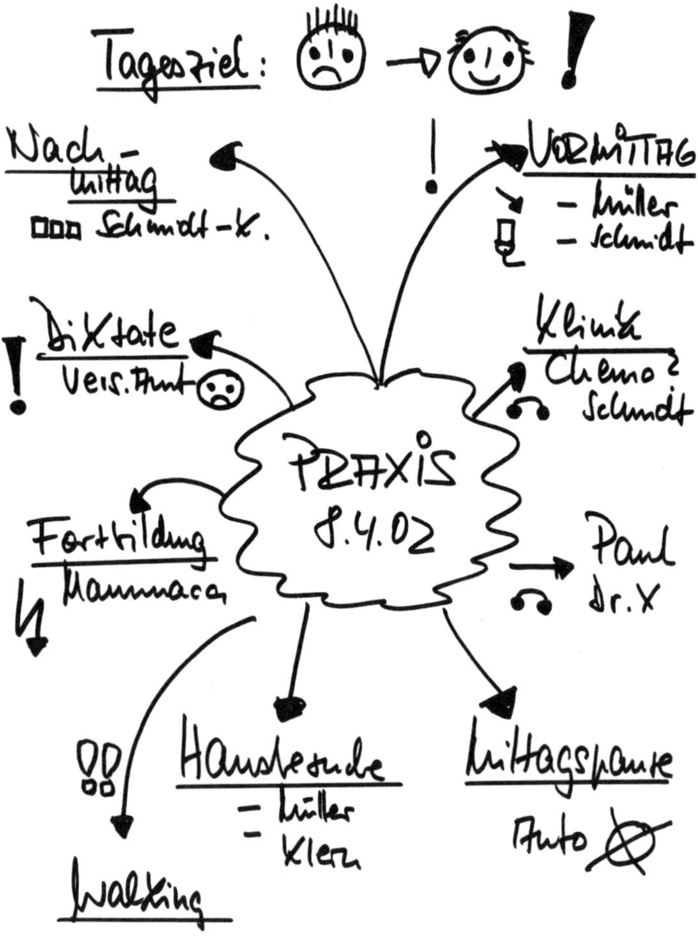

D Optimales Lesen – Fachausdrücke Onkologie

Mammakarzinom, Axilladissektion, Lymphangiosis carcinomatosa, Progresteronrezeptor, Östrogenrezeptor, invasiv, differenziert, Chemotherapie CMF, Chemotherapie EC, Hormonrezeptor, histologischer Schnellschnitt, NMR-Untersuchung, Histologie, Mammatumor, infraklavikulär, nuchal, Lymphknoten, axillär, Narbenbereich, sonomorphologisch, adjuvant, Narbengebiet, Tumorexstirpation, Lymphknotenstatus, nuchal, Palpation, Mikrokalk, Resistenz, Fibrose, Tumorherd, pectoralis, Rezidivherd, Gefäßeinbruch, Rezidiv, reizlos, Parenchym, Zytoplasma, Lymphknoten, befallen, Epithel, Mesenchym, Differenzierungsgrad, Metastasen, Tumorzellen, Kapillarnetz, Kachexie, Fieber, Blutgerinnung, Epithel, Mesenchym, maligne, Dysplasie, Präkanzerose, Basalmembran, Sarkom, Immunsystem, Strahlen, ionisierend, Metastasen, paraneoplastisch, okkult, Fibrinolyse, Thrombophlebitis, Hautveränderung, Plexus brachialis, CT, Lymphknotenmetastasen, hämatogen, immunologisch, Strahlendosis, Mutation, Gewebedifferenzierung, embryonal, Schleim, Resektionsrand, Kernatypie, HER, Mammakarzinom, Axilladissektion, Lymphangiosis carcinomatosa, Progresteronrezeptor, Östrogenrezeptor, invasiv, differenziert, Chemotherapie CMF, Chemotherapie EC, Hormonrezeptor, histologischer Schnellschnitt, NMR-Untersuchung, Histologie, Mammatumor, infraklavikulär, nuchal, Lymphknoten, axillär, Narbenbereich, sonomorphologisch, adjuvant, Narbengebiet, Tumorexstirpation, Lymphknotenstatus, nuchal, Palpation, Mikrokalk, Resistenz, Fibrose, Tumorherd, pectoralis, Rezidivherd, Gefäßeinbruch, Rezidiv, reizlos, Parenchym, Zytoplasma, Lymphknoten, befallen, Epithel, Mesenchym, Differenzierungsgrad, Metastasen, Tumorzellen, Kapillarnetz, Kachexie, Fieber, Blutgerinnung, Epithel, Mesenchym, maligne, Dysplasie, Präkanzerose, Basalmembran

E Blickwinkel – Zeilenbreite

Im Folgenden wird einen Ausriss aus der Zeitschrift »Der Spiegel« wiedergegeben. Bei vielen Zeitschriften ist die Spaltenbreite so gewählt, dass die Zeile mit einem Blick erfasst werden kann und der Kopf nicht bei dem Zeilenmitlesen bewegt werden muss. Auf diese Weise wird eingeprägt, dass wir nur einen geringen Blickwinkel haben und deshalb Klinikberichte mit Kopfbewegungen lesen und nicht mit einem Blick erfassen können.

Decken Sie die zweite und dritte Spalt mit einem Blatt Papier ab und lesen Sie zunächst die erste Spalte. Versuchen Sie dann, indem Sie das Blatt Papier verschieben, die zweite Spalte mit einem Blick mitzuerfassen; wenn Ihnen das gelungen ist, versuchen Sie das mit allen drei Spalten gleichzeitig.

Geduld am Anfang ist notwendig, man kann diese Fähigkeit trainieren. Es gibt zum Beispiel entsprechende Kurse, wo durch das Auseinanderrücken von sonst nebeneinander stehenden Worten der Blickwinkel langsam vergrößert wird und man in vielen Einzelschritten die Gesamterfassung lernen kann. Hilfreich ist jedoch schon auch unser kleines Training, wenn Sie es konsequent durchführen. Nehmen Sie den Ausriss aus dem »Spiegel« oder eine Fachzeitschrift, zum Beispiel die »Münchener Wochenschrift«, und trainieren Sie die Erweiterung des Blickwinkels. Wenn Sie dies regelmäßig tun, werden Sie lernen, den Inhalt einer Seite mit einem Blick zu erfassen.

Wissenschaft

trakt, den Bayerns Sozialministerin Christa Stewens (CSU) für nichtig hält, ein eigenes Qualitätsmanagement vor. Apotheker müssen für Patienten und Ärzte wochentags von 8 bis 20 Uhr telefonisch erreichbar sein und sind verpflichtet, jedes Rezept fachgerecht zu prüfen.

Der hämische Hinweis von Bayerns Apotheker-Verbandschef Gerhard Reichert, dass der Patient den Postboten nicht „zu Risiken und Nebenwirkungen befragen kann“, zieht also nicht recht. Ohnehin werden Pillen auch in herkömmlichen Apotheken oft gar nicht vom Patienten abgeholt, viele Apotheken liefern selbst nach Hause. Zum anderen zeigen Studien der Verbraucherzentralen, dass es auch mit der Beratung nicht so weit her ist: „Apotheker begreifen sich selbst oft als Einzelhändler im weißen Kittel und beraten allzu selten“, urteilt Thomas Isenberg, Leiter des Bereichs Gesundheit beim Bundesverband der Verbraucherzentralen.

Noch weniger vorteilhaft fiel jüngst eine Stichprobe des ARD-Magazins „Plusminus“ aus. Zusammen mit dem Arzneimittelexperten Gerd Glaeske von der Uni Bremen testeten die Journalisten 50 Apotheken in fünf Großstädten: Kein einziger Pillenhändler wies die Testkunden beim Kauf eines Nasensprays auf Nebenwirkungen hin oder darauf, dass das Medikament für Herzkranke nicht geeignet sei. Besonders blamabel für die deutschen Weißkittel: Beim Test der Versandapotheke wurden alle diese Fragen von DocMorris angesprochen und beantwortet.

Dennoch beschwören die Apothekerfunktionäre unverdrossen Horrorszenarien herauf, sollte der Versandhandel zugelassen werden: Beratung und Nachtdienste seien dann kaum mehr möglich, weil die Versandapotheken sich die Rosinen aus dem Geschäft herauspickten. Gleichzeitig werden Seitenhiebe gegen die lästige Konkurrenz lanciert: Im Leserbrief einer Apothekerzeitung wurden deutsche Apotheker dazu aufgerufen, jede Woche eine Packung des Schmerzmittels Paracetamol bei DocMorris zu bestellen, um den „holländischen Kollegen“ lahm zu legen.

So viel Engagement der Etablierten kann nicht verwundern – es geht schließlich um ein Milliardengeschäft: Im Jahr 2000 konnten die 21600 Apotheken in Deutschland ihren Umsatz um 4,5 Prozent auf 26,9 Milliarden Euro steigern. Voriges Jahr gaben die Kassen erstmals für Pillen und Salben mehr aus als für Honorare von Praxisärzten: 22,4 Milliarden Euro. Knapp ein Drittel dieser Rekordsumme strichen Medikamenten-Großhändler und Apotheker ein.

Gesundheitsministerin Schmidt
Legalisieren, was nicht aufzuhalten ist

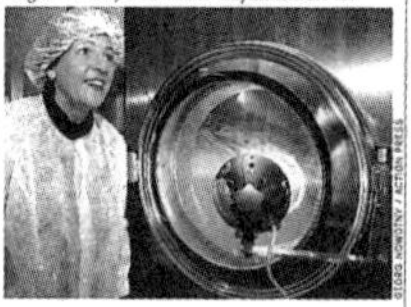

Billiger Doc Preisvergleich häufig gekaufter Medikamente

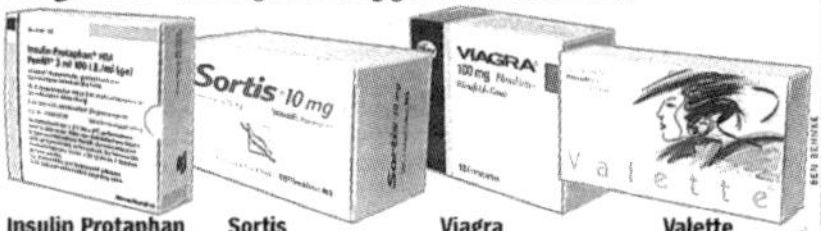

	Insulin Protaphan HM Penfill	**Sortis**	**Viagra**	**Valette**
	10 x 3 ml gegen Diabetes	100 Tabletten à 10 mg gegen zu hohe Cholesterinwerte	12 Pillen à 100 mg Potenzmittel	3 x 21 Dragées Anti-Baby-Pille
Herkömmliche Apotheke:	105,07 €	123,47 €	159,78 €	26,62 €
DocMorris:	95,47 €	110,99 €	141,60 €	21,30 €
Ersparnis	9%	10%	11%	20%

Anders als Textil- oder Lebensmittelhändler, die um jedes Promille ihrer Handelsspanne ringen, brauchen sich Apotheker um ihre Gewinne keine Sorgen zu machen. Die deutsche Arzneimittelpreisverordnung garantiert ihnen üppige Renditen. Durchschnittlich 27 Prozent dürfen sie als „Festzuschlag“ auf den Einkaufspreis drauflegen.

Unter der Hand wird allerdings noch mal abkassiert: In der Branche ist es üblich, dass Hersteller den Apothekern für ein bestimmtes verkauftes Präparat eines umsonst dazugeben, um den Umsatz anzukurbeln. Der Erlös für das zweite Präparat fließt voll in die Tasche des Apothekers. Nach Aussagen von Fachleuten im Gesundheitsministerium macht dies rund eine Milliarde Euro jährlich extra aus.

Unliebsame Konkurrenz hält sich die Branche mit Standesrecht und altertümlich anmutenden Privilegien vom Hals. Ein nordrhein-westfälischer Landarzt, der es wagte, überzählige Tabletten kostenlos an seine Patienten weiterzugeben, anstatt sie wegzuwerfen, handelte sich prompt eine Klage der örtlichen Apothekerkammer ein.

Tatsächlich könnte es einigen Apotheken an den Kragen gehen, wenn der Versandhandel offiziell legalisiert wird und weiter rasant expandiert. Erreicht er 5 Prozent Marktanteil, „dann müssen 20 bis 30 Prozent der Apotheken in Deutschland dichtmachen“, schätzt Maximilian Gaßner, Apotheken-Experte im bayerischen Sozialministerium.

Unterversorgt dürfte die Bundesrepublik, anders als der Apothekerverband behauptet, aber auch dann nicht sein. Deutschland hat mit die meisten Apotheken in Europa – auf 3800 Einwohner kommt eine. Viele Bewohner der Großstädte haben mehr Apotheken in ihrer Nähe als Metzger oder Bäcker.

Erfahrungen aus dem Ausland zeigen zudem, dass Versandapotheken und normale Apotheken durchaus nebeneinander existieren können: In der Schweiz etwa lag der Marktanteil der großen Versandapotheke Mediservice im vergangenen Jahr unter einem Prozent. Und auch hier zu Lande können sich gerade mal 39 Prozent der Bürger überhaupt vorstellen, bei einer Versandapotheke zu bestellen.

Wird erst einmal der EU-Binnenmarkt für Medikamente ganz geöffnet, werden auch feste Preise und das Verbot von Apothekenketten kaum mehr haltbar sein. Hans-Günter Friese, Chef der Bundesvereinigung Deutscher Apothekerverbände, wirft der Bundesregierung deshalb vor, sie leiste der „hemmungslosen Kommerzialisierung Vorschub“, den Apothekern drohe die „Enteignung zu Gunsten des Großkapitals“.

Potenzielle Anbieter stehen in den Startlöchern. Am vergangenen Freitag gründete sich in Köln der Bundesverband Deutscher VersandapothekerInnen (BV-DVA). Die Mitglieder, Inhaber großer Apotheken, wollen in Deutschland Medikamentenversand betreiben. Mit dabei ist auch ein deutscher Ableger von Mediservice. Der hat bereits mit einigen Krankenkassen Lieferverträge abgeschlossen, so BV-DVA-Sprecher Thomas Kerckhoff, der gleichzeitig Geschäftsführer von Mediservice Deutschland ist.

„Das werden komplett neue und auch industrialisierte Strukturen“, prophezeit Kerckhoff. So könnten spezialisierte Versandapotheken entstehen, etwa eine, die sich besonders um Diabetiker kümmere und Zusatzleistungen wie eine „Insulin-Hotline“ biete. Kerckhoff: „Für die deutsche Apothekenlandschaft wird der Versandhandel ein mittelschweres Erdbeben.“ Heiko Martens, Cordula Meyer, Alexander Neubacher

168 DER SPIEGEL 18/2002

F Risikostruktur – MAMMAKARZINOM

0.	Th-Marker präoperativ	☐ positiv	☐ negativ	☐ welches
1.	Diagnose:			
2.	Histologie:			
3.	Tumorstadium:	T R	N G	M
4.	Lymphangiosis carc.	☐ ja	☐ nein	
5.	Anzahl	entnommener ☐ Lymphknoten		
		befallener ☐ Lymphknoten		
6.	Rezeptoren	☐ Östrogen	☐ Progesteron	☐ HER
7.	☐ Ablatio ☐ Chemo Art.:	☐ BET	☐ Radiatio	Zyklen ☐
8.	Hormontherapie:			
9.	Misteltherapie:			
10.	Zusatztherapie:			

G Risikostruktur – PROSTATAKARZINOM

0. PSA	präoperativ ☐	postoperativ ☐	
1. Diagnose:			
2. Histologie:			
3. Tumorstadium:	T	N	M
4. Kapselüber-schreitung	☐ ja	☐ nein	
5. Samenblasen-infiltration	☐ ja	☐ nein	
6. Organinfiltration:			
7. Gleason-Grad	☐		
8. ☐ OP	☐ Bestrahlung	☐ Hormon-therapie	☐ Chemo-therapie
9. Misteltherapie:			
10. Zusatztherapie:			
11. erektile Dysfunktion	☐ ja	☐ nein	

H Das Praxislabor Onkobrain® führt folgende Untersuchungen durch:

Misteldifferenzierungstest (MDT) zur Austestung des individuell immunstimulierenden Mistelpräparates aus einer Auswahl von 39 verschiedenen Mistelpräparaten.

Eosinophilenfunktionstest (EFT), der die immunologische Aktivität (*nicht* Zahl) der Abwehrzellen prüft.

Weitere Informationen werden gerne zugesandt.

Adresse:
Labor Onkobrain®
c/o Dr. R. Wagner
Kirchheimer Str. 49
70619 Stuttgart
Fax 07 11/ 4 78 03 27

Bitte *nur* schriftliche Anfragen!

I Kurzfragebogen zur Messung der Selbstregulation nach Prof. Grossarth-Maticek

Die Ergebnisse aus den vorgenommenen Studien zeigen, dass mit steigendem Grad der Selbstregulation auch der Prozentsatz der gesund gebliebenen Personen ansteigt. Je besser die Selbstregulation, desto geringer die Ausprägung unterschiedlicher physischer Risikofaktoren. Auch der Krankheitsverlauf, zum Beispiel bei Krebserkrankungen, wird durch die Fähigkeit zur Selbstregulation beeinflusst.

	sehr schwach (1)	schwach (2)	mittelmäßig, eher schwach (3)	mittelmäßig, eher stark (4)	stark (5)	sehr stark (6)	Punktzahl
1. Durch mein Verhalten erreiche ich regelmäßig solche Zustände und Situationen, die mich positiv anregen und für das Leben motivieren. Wie stark ist diese Fähigkeit bei Ihnen ausgeprägt?							
2. Ich verstehe es immer wieder, meine gefühlsmäßig wichtigsten Wünsche zu verwirklichen und meine bedeutendsten Bedürfnisse zu befriedigen. Wie stark ist diese Fähigkeit bei Ihnen ausgeprägt?							
3. Wenn ich mich manchmal nicht wohlfühle, verstehe ich es immer, durch mein Verhalten für mich positive Situationen und Zustände zu erreichen, die mein Wohlbefinden wiederherstellen. Wie stark ist diese Fähigkeit bei Ihnen ausgeprägt?							
4. Wenn mir eine Situation, eine Gruppe von Menschen oder eine Person nicht guttut, entwickle ich so lange unterschiedliche Aktivitäten, bis ich die Zustände zu meiner Zufriedenheit verändert habe. Wie stark ist diese Fähigkeit bei Ihnen ausgeprägt?							
5. Ich verstehe es immer wieder, unterschiedliche Bereiche in meinem Leben (z. B. Arbeit, Erholung, Privates, Hobbys, Ernährung, Bewegung, Partnerbeziehung usw.) für mich optimal zu vereinbaren, so dass daraus langanhaltendes Wohlbefinden entsteht. Wie stark ist diese Fähigkeit bei Ihnen ausgeprägt?							
Punktzahl (Frage 1–5)							

	sehr schwach (1)	schwach (2)	mittelmäßig, eher schwach (3)	mittelmäßig, eher stark (4)	stark (5)	sehr stark (6)	Punktzahl
6. Wenn ich mich in einer Situation bedroht fühle, verhalte ich mich letztlich immer so, dass ich aus dieser wieder heil herauskomme. Wie stark ist diese Fähigkeit bei Ihnen ausgeprägt?							
7. Durch mein Verhalten erreiche ich immer wieder meine wichtigsten Ziele. Wie stark ist diese Fähigkeit bei Ihnen ausgeprägt?							
8. Durch mein Verhalten erreiche ich immer wieder Situationen und Zustände, die meine ganz persönlichen Wünsche und Bedürfnisse optimal anregen und befriedigen, so dass Zufriedenheit und Wohlbefinden entstehen. Wie stark trifft diese Aussage auf Sie zu?							
9. Wenn mein Verhalten zu einem Misserfolg führt, ist dies nie ein Grund zur Resignation, sondern Anlass zur Verhaltensänderung. Wie stark richten Sie Ihr Verhalten an dieser Annahme aus?							
10. Ich bin immer wieder fähig, neue Gesichtspunkte und Verhaltensweisen zu finden, die eine überraschende und angenehme Problemlösung ermöglichen. Wie stark ist diese Fähigkeit bei Ihnen ausgeprägt?							
						Punktzahl (Frage 6–10)	

	sehr schwach (1)	schwach (2)	mittelmäßig, eher schwach (3)	mittelmäßig, eher stark (4)	stark (5)	sehr stark (6)	Punktzahl
11. Ich bin in der Lage, mein Verhalten entsprechend den eingetretenen Folgen zu verändern, d. h. ich kann Verhalten abbauen, das anhaltend unangenehme Folgen hat, und ich kann solches aufbauen, das langfristig angenehme Folgen hat. Wie stark ist diese Fähigkeit bei Ihnen ausgeprägt?							
12. Wenn mein Verhalten nicht zum erwünschten Erfolg führt, bin ich fähig, neue Verhaltensweisen zu erfinden und zu erproben. Wie stark ist diese Fähigkeit bei Ihnen ausgeprägt?							
13. Durch mein Verhalten erreiche ich zu wichtigen Bezugspersonen sowohl die gewünschte Nähe als auch den notwendigen Abstand. Wie stark ist diese Fähigkeit bei Ihnen ausgebildet?							
14. Durch meine tägliche Aktivität löse ich bei mir immer wieder innere Zufriedenheit aus. Wie stark ist diese Fähigkeit bei Ihnen ausgeprägt?							
15. Durch meine tägliche Aktivität erreiche ich immer wieder seelisches und körperliches Wohlbefinden. Wie stark trifft diese Aussage auf Sie zu?							
16. Durch mein Verhalten erreiche ich immer wieder Situationen, die bei mir lustvolle Erlebnisse hervorrufen. Wie stark trifft diese Aussage auf Sie zu?							
Punktzahl (Frage 11–16)							

Auswertung

Die Punktzahlen werden addiert und durch 16 dividiert. Je höher die Punktzahl, desto ausgeprägter ist die Selbstregulation.

5 bis 6 Punkte: sehr gute Selbstregulation
4 bis 5 Punkte: gute Selbstregulation
3,5 bis 4 Punkte: befriedigende Selbstregulation
2 bis 3,5 Punkte: eher schlechte Selbstregulation
1 bis 2 Punkte: sehr schlechte Selbstregulation

Ihr Ergebnis:

Punktzahl (Frage 1–5) :
Punktzahl (Frage 6–10) :
Punktzahl (Frage 11–16):

Gesamtpunktzahl : : 16 =

Ergebnisse zu den Themen Selbstregulation, Autonomietraining und seelisch-körperlicher Wechselwirkungen bei der Krankheitsentstehung sowie der Aufrechterhaltung der Gesundheit sind in zwei Büchern dargestellt:

Krebsrisiken – Überlebenschancen.
Wie Körper, Seele und soziale Umwelt zusammenwirken.
Helm Stierling und Grossarth-Maticek, Carl-Auer-Systeme Verlag Heidelberg, 1998.

Systemische Epidemiologie und präventive Verhaltensmedizin chronischer Erkrankungen.
Strategien zur Aufrechterhaltung der Gesundheit.
Ronald Grossarth-Maticek, Walter de Gruyter Verlag Berlin/New York, 1999.

Richard Wagner

Prostatakrebs und ISCADOR®

Ein Klinikbegleiter und Leitfaden für Diagnostik, Operation, Nachsorge und Folgetherapie ISCADOR® und mehr

188 Seiten, Broschur

Die häufigste Krebserkrankung beim Mann ist das Prostatakarzinom. Der Autor schildert nicht nur Symptome, Untersuchungsverfahren und Möglichkeiten der Therapie, sondern fügt auch einen »Klinikbegleiter« bei, der dem Patienten Aufschluss darüber gibt, was ihn in der Klinik erwartet, wenn Prostatakrebs festgestellt worden ist.

Aus dem Inhalt: Zur Pathologie des Prostatakarzinoms • Die Metastasierung des Prostatakarzinoms • Diagnostische Verfahren • Zur Therapie des Prostatakarzinoms • Schmerztherapie • Die Therapie mit ISCADOR® • Klinische Erfolge mit ISCADOR® • Kombination mit a) Hormontherapie, b) Bestrahlung, c) Chemotherapie, d) komplementären Medikamenten • Künstlerische Therapien und Prostatakarzinom.

KLINIKBEGLEITER: »Das kommt auf Sie zu!« • Präoperative Diagnostik • OP-Vorbereitung • Der OP-Tag und die Intensivstation • Postoperative Tage • Kontinenztraining • Katheterentfernung • Die Entlassung • Erlernen einer »neuen Sexualität« • Nachsorge.

RICHARD WAGNER

Krebs – den Lebensfaden wiederfinden

Psychoonkologie für den niedergelassenen Arzt
ISCADOR® und mehr

160 Seiten, Broschur

Psychoonkologisches Training als Therapiefaktor: Die Diagnose Krebs ist für jeden Patienten eine niederschmetternde Mitteilung, die an die Grundfesten der Existenz rührt. Ist das der Anfang eines langen, schmerzvollen unvermeidlichen Endes?
Der Lebensfaden scheint wie abgeschnitten. Selbst wenn dann mit allem kämpferischen Mut Operation und Therapien angegangen werden, schwanken die Gefühle immer wieder zwischen Hoffnung, Zweifeln und Angst.
Anhand relevanter Untersuchungen stellt der Autor verschiedene psychoonkologische Verfahren vor, die sich bereits in der Praxis bewährt haben.
Es gilt, den Patienten auf seine Schwachpunkte hinzuweisen, die durch ein gezieltes Training angegangen werden können. Labortests beweisen eine Immunblockierung durch psychoonkologische Defizite, sodass das Training immunologisch begleitet und überprüft werden kann.

»Ich betrachtete den Tumor als ›verschluckte Tränen‹ [...], wie wenn alle Tränen, die ich in meinem Leben nicht geweint hatte und nicht hatte weinen wollen, sich in meinem Hals gesammelt und diesen Tumor gebildet hätten, weil ihre wahre Bestimmung, nämlich geweint zu werden, sich nicht hatte erfüllen können.« Fritz Zorn

MAYER